栗德林
学术经验集要

主　编　栗德林
副主编　庄扬名　李　婧　李鹤白
编　委　李鹤白　李　婧　栗德林
　　　　栗　明　沈艳莉　宋福印
　　　　魏炼波　钟柳娜　庄扬名

人民卫生出版社
·北京·

图书在版编目（CIP）数据

栗德林学术经验集要 / 栗德林主编 . —北京：人
民卫生出版社，2022.6
ISBN 978-7-117-32929-3

Ⅰ.①栗… Ⅱ.①栗… Ⅲ.①中医临床—经验—中国
—现代 Ⅳ.①R249.7

中国版本图书馆 CIP 数据核字（2022）第 043158 号

人卫智网	www.ipmph.com	医学教育、学术、考试、健康， 购书智慧智能综合服务平台
人卫官网	www.pmph.com	人卫官方资讯发布平台

栗德林学术经验集要
Li Delin Xueshu Jingyan Jiyao

主　　编：栗德林
出版发行：人民卫生出版社（中继线 010-59780011）
地　　址：北京市朝阳区潘家园南里 19 号
邮　　编：100021
E - mail：pmph @ pmph.com
购书热线：010-59787592　010-59787584　010-65264830
印　　刷：三河市尚艺印装有限公司
经　　销：新华书店
开　　本：710×1000　1/16　印张：14
字　　数：215 千字
版　　次：2022 年 6 月第 1 版
印　　次：2022 年 6 月第 1 次印刷
标准书号：ISBN 978-7-117-32929-3
定　　价：59.00 元

打击盗版举报电话：010-59787491　E-mail：WQ @ pmph.com
质量问题联系电话：010-59787234　E-mail：zhiliang @ pmph.com
数字融合服务电话：4001118166　　E-mail：zengzhi @ pmph.com

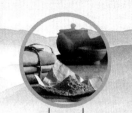

　　医乃仁术,是心系大众,以人民为中心的。健康中国的建设过程中,"治未病"理念深入人心。中医具备科学与哲学的理论特质,整体观念与辨证论治为其精华。十九大以来,以习近平同志为核心的党中央把中医药发展摆在国家战略的重要位置。2017年施行的《中华人民共和国中医药法》,把保护、扶持、振兴发展中医药上升为国家战略。这对在中华民族伟大复兴中实现中医梦、中国梦具有极其深远的历史意义。不负韶华,追梦不息,不忘初心,牢记使命,攻坚克难,是我们每个中医药人的时代担当。总结整理名老中医经验并使之发扬光大,则是此过程中的重要一环。

　　栗德林教授是第二、四、五、六批全国老中医药专家学术经验继承工作指导老师。他于1965年从黑龙江中医学院(现为黑龙江中医药大学)首届中医专业本科毕业。57年来,栗德林教授在中医临床、教学、科研等方面获得累累硕果。在中医临床上积累了丰富的经验,并颇有建树,德艺双馨,受到社会和患者的广泛赞誉;教学上,他把中医的科学性、实用性和理论精华及自身的深刻体验传授于学生,受到了同学们的赞扬与尊重;同时把科研作为提高中医疗效、教学质量的重要手段,紧跟科学发展步伐,将多学科知识融合,在中医继承发扬中获得新知,有所创新。他先后发表130余篇学术论文;编著有《肺脓肿·支气管哮喘》《叶氏〈温热论〉的临床应用》《今日中医内科·下卷》《中国现代百名中医临床家丛书:栗德林》等12部专著;获得了一批科研成果奖,其中有省科学技术一等奖12项,省部级科技进步二等奖4项等;获国家发明专利3项,开发上市两个国家新药。在素日临床诊疗、培养硕博士、指导博士后与全国老中医药专家学术经验继承人的过程中,形成了较完备的学术传承谱系,提出"先做人、后做事,学理论、重临床,拜名师、博众长,继承中、求发扬"的成医之道。在长期的中医临床教学、科研实践过程中逐渐形成其学术思想体系。

本书系统梳理了栗德林教授学术经验,纳入了栗老具有学术代表性的部分案例,以诊余漫话形式表达了对一些病证病机、治法方药等的认识与体会。本书内容丰富,既有中医内科的常见病、多发病,又有少见的疑难重症,还有中医妇科、儿科、外科及骨伤科等部分疾病。书中内容体现了传承创新的理念:疾病的病名以中医为主,采用中西医双重诊断,在条件允许的情况下,充分利用现代科学诊断技术,揭示疾病微观世界的变化,力图更全面地阐释中医临床证候,其病案具有共性外的差异性,呈现了中医对疾病辨证治疗的特色。同时与时俱进,挖掘和延伸了中医温病学的理论与临床实践运用。本书可供中医、中西医结合临床工作者学习参考。

由于编者中医药学术水平所限,如有不当之处,敬请同道雅正。

编者

2022 年 1 月于北京

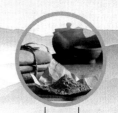

学 术 思 想

临 床 验 案

诊 余 漫 话

经 验 效 方

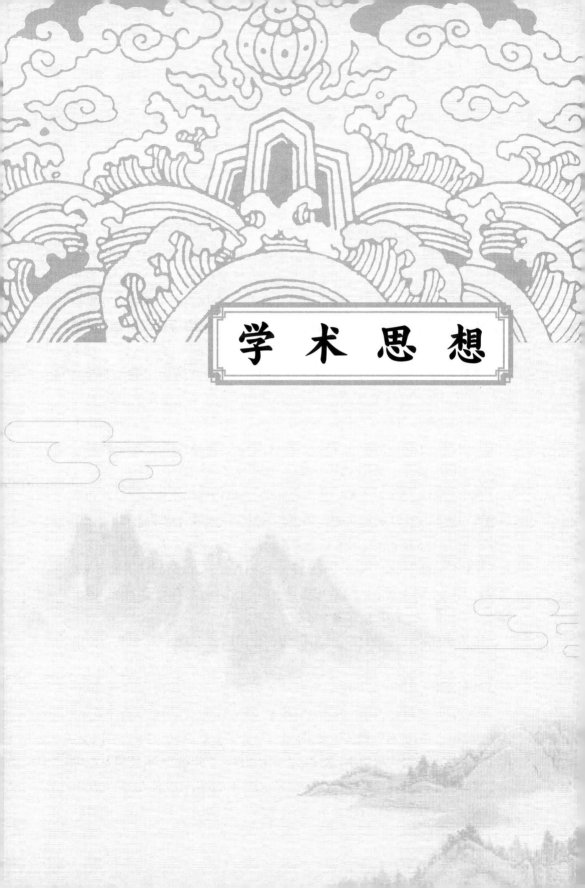

学 术 思 想

一、医 家 简 介

栗德林，男，生于 1940 年 9 月。毕业于黑龙江中医学院（现为黑龙江中医药大学）中医专业，黑龙江中医药大学前校长，二级教授，主任医师，博士生导师；第二、四、五、六批全国老中医药专家学术经验继承工作指导老师，全国高等中医药教育教材建设指导委员会顾问，全国高等中医药教育本科中医学专业教材评审委员会顾问；世界中医药学会联合会糖尿病专业委员会第一、二、三、四届副会长。

栗德林教授主攻中医内科，几十年来坚持医教研相结合，伤寒杂病与温病并重，确立了四个主要研究方向。在承担的十几项重点研究中，他立足源头创新，构建寒热错杂在疾病发展变化中的多态性理论，赋予寒热并用法丰富的新内涵。在糖尿病与并发症，慢性肾盂肾炎，溃疡性结肠炎，慢性萎缩性胃炎等疾病研究中，创建病机新理论，制定治疗新方法，取得突出疗效，解决了当下这些疾病防治中的一些关键问题，并采用现代生物科学技术和手段研究中医药诊疗疾病的机制。栗德林教授获国家科技成果证书 1 项；获国家发明专利 3 项；研发国家新药 4 个；荣获"边远地区优秀医学科技工作者"称号。在期刊和国内外专业学术会上刊登发表、交流宣读论文 120 余篇；以主编、副主编、主审，参编著作、教材十余部；培养硕士 21 名，博士 42 名，指导博士后 5 名，指导学术继承人 8 名。

栗德林教授在任院（校）长期间，为创建国内一流、有国际影响力的中医药大学，开拓进取，勇于担当，狠抓重点学科建设、改革，狠抓教学质量、办学效益和效率；为把中医药推向世界，先后去韩国、日本、美国、加拿大、俄罗斯、新加坡、马来西亚、德国、奥地利等国家考察、访问、讲学，建立合作关系。通过"走出去，请进来"，锻炼了师资队伍，培养了从短期班到本科生、硕士、博士研究生的各层次留学生，激发出办学活力，十五年磨一剑，使黑龙江中医学院得到了跨越式发展，经批准由"黑龙江中医学院"更名为"黑龙江中医药大学"，并建立博士后流动站，1996 年举行了"更名"和"建站"的隆重庆典,成为学校发展史上新的里程碑。在由栗德林编著的《论高等中医药教育与教学改革》一书中,王永炎院士序中写道:"以他本人的亲身经历和改革基础,探索了高等中医药教育教学理论,他不仅以自己雄厚的中医药学基本功底审视着中医教育,而且以他长期的教学管理经验研究传统中医教学教育思想、教育观念改革,中医药教学体系,人才培养,教学建设,管理改革等一系列高等中医药教育教学的重要理论和实践问题,具有先导性和预见性,做了一件具有历史意义和现实意义的事情,对今后高等中医药教育教学工作将产生深远影响。"

栗德林教授退休后受聘北京同仁堂中医医院,继续发挥余热,诊治患者范围以东北、华北地区为重点,覆盖全国。他培养高徒,指导学术继承人,带教北京中医药大学见习生,为基层研修人员中医药水平的提高做出努力,建成了北京中医药"薪火传承3+3工程"栗德林基层老中医工作室,正在建设栗德林全国名老中医药专家工作室。他获评第三届"首都国医名师",应邀为全国"中医药防治传染病人才研修班"授课,为新华网、全国中医药文化传播新媒体联盟主办的新时代青年新作为"青年说中医"研讨会寄语助力。中央电视台国际频道、北京电视台、黑龙江电视台都留下了他宣讲中华医药的踪迹。

二、学医经历及治学理念

栗德林教授把自己的学医经历概括为"三阶段""七从":所谓"三阶段",即在校阶段、临床阶段、提升阶段。"七从",即从书本、从实践、从中西融合、从医案、从科研、从教学、从时势。

1. 从书本上学习 1959年7月入读黑龙江中医学院(现为黑龙江中医药大学)中医专业,入学后即开始了为时6年的中西理论课学习,当时共48门课程,4 600多学时,按先中后西,先基础后临床,采取课间实习与阶段实习和生产实习相结合的模式安排教学计划。他自己经历了从新奇到兴趣到主动探索的过程。在牢固掌握"三基"的同时,充分吸取传承教育之所长,提高中医悟性。通过不懈努力,熟读四大经典,精读了《诸病源候论》《济阴纲目》《景岳全书》《医学衷中参西录》《温疫论》《时病论》《针灸大成》等医学著作。在实习中跟随每一位专家老师出诊时，都把他们的处方用药特点和学术思想进行归纳总结。运用推演比较的方法，提取出其处方特点与疗效的关系。以各科全优的成绩，毕业留校工作。

2. **从医疗实践中学习**　"实践是检验真理的唯一标准"，理论与实践相结合，对医学来讲更是如此。黑龙江中医药大学门诊处在闹市中心火车站附近，与哈尔滨医科大学附属第一医院成掎角之势，病房在城乡接合部，急重疑难患者较多，为实践提供了有利条件，经常有机会参加会诊。一是向参加会诊的各位老师学习许多宝贵经验；二是对理论与实践的再学习。另外，也可以从患者那了解到基本而可靠的信息。

3. **从中西医融合中学习**　在上海交通大学医学院附属瑞金医院研修期间，跟随邝安堃、陈家伦、许曼音、陶清、龚兰生、徐家裕、孙桐年、邓伟吾、王振义等各位教授，查房、会诊、值班讲座，参加姜绍基、沈自尹、郑道生、沙藤山教授的专题报告与会诊，可谓终身受益。

4. **从医案荟萃中学习**　古代与现代医家医案内容十分丰富，是中医理论与临床实践结合的结晶。在临床中有很多地方值得借鉴，无论是遇到疑难杂症还是久治难愈的慢性病，往往都可在医案中找到答案，能使自己少走弯路，做到矢出中的。

5. **从科学研究中学习**　若想提高临床疗效，就需要充实基础理论。若想临床基础有所建树，不搞科研是不行的。在研究中提升自己的中医学水平。在创新思维下立项，采取科学严谨的方法得出真实的结论。在此过程中，不断学习，不断提高。不是为研究而研究，而是为解决临床中的诸多实际问题而去研究。

6. **从高级中医药人才培养中学习**　无论是带硕士、博士生，还是指导博士后，带高徒，都得根据不同人才的培养方向，因材施教。有很多知识甚至是跨学科、跨专业的，在学科交叉融合中，培养高级复合型人才。这就要求自己从不同方向去学习，以适应实际的需求。

7. **从"与时俱进"中学习**　社会在进步，科学在日新月异地发展，医疗、教育都在改革，中医要想有位，就要有为。新时代的要求是什么？就是要不断学习新知识、新科技，才不至于被时代抛弃。

三、栗德林教授学术思想体系

栗德林教授从中医学院毕业后一直活跃在临床一线工作中,临诊 57 年,在这半个多世纪的磨炼学习中,始终坚持强烈的创新意识,在遵守古道之时切不可泥古拘古。他遵循"先做人、后做事,学理论、重临床,拜名师、博众长,继承中、求发扬"的学医精神,提倡"用经典、博采众长,重疗效、求是创新",提出了"多角度审视中医内涵,提升中医理论指导临床"的观点,在敏捷的思维中常探病机,立新法,拟新方,而取得佳绩。栗德林教授遵循"辨病因病机贵精细,识别症状当客观,立法方药求精准,疗效判定要检验"的治学理念与方法,取得了显著的临床疗效。"以辨应变,选经方不拘病,择时方审病性,寒热多态寻病位,创新成果重应用"是他学术思想的概括,他还提出应运用生物学方法研究、用生物学语言诠释中医理论与临床等创新思想,为实现中医现代化做出了新的探索和新的贡献。

1. 提倡"用经典、博采众长、重疗效、求是创新,多角度审视中医内涵,提升中医理论指导临床"的观点,在敏捷的思维中常探病机、立新法、拟新方。

栗教授酷爱中医药事业,刻苦钻研医术,博览古今医籍,熟记经典,勤求古训、博采众长、由博返约、一以贯之,充分吸取传承教育之所长,发挥对中医悟性和自学能力,涉猎面广,用药范围大,所用各种古方及自拟经验方丰富多样,所擅长病种亦包括内外妇儿多科。多临床,勤思考,善总结,重病机是栗教授的特点,凡病必求之本,重传承且常立新法,拟新方。

因早年曾跟随马骥、张琪、刘青、于盈科、白郡符、陈家伦、许曼音、陶清、龚兰生、徐家裕、孙桐年、邓伟吾、王振义等中西医名家学习,栗教授奠定了扎实的中医西医基础,积累了丰富的临床经验。后期又将多位老师经验与自身感悟相结合,创立了一系列自拟经验方,并广泛应用于临床。

在流感的治疗中,栗德林教授以脏腑辨证结合卫气营血辨证提出了分四型辨治,即邪在肺卫型(单纯性流感)用自拟青翘汤(大青叶 20g,板蓝根 15g,金银花 20g,连翘 20g,贯众 20g,牛蒡子 15g,薄荷 5g,桔梗 15g,重楼 20g)治疗;肺热壅盛型(肺炎型流感)用自拟麻鱼汤(麻黄 10g,鱼腥草 50g,

杏仁 10g,生石膏 40g,板蓝根 25g,大青叶 15g,冬瓜仁 20g)治疗;胃肠失调型(胃肠型流感)用自拟双香汤(香薷 15g,藿香 15g,金银花 30g,连翘 25g,厚朴 10g,佩兰 20g,豆卷 15g,六一散 10g)治疗;邪在营血型(中毒性流感)用自拟清营止痉汤(生地 25g,玄参 15g,麦冬 20g,竹叶 5g,丹参 25g,金银花 30g,连翘 25g,黄连 10g,羚羊角 15g,大青叶 20g,钩藤 25g,全蝎 5g,蜈蚣 2 条)治疗。并提出因季节不同,流感发生类型有明显差异;在治疗中采取全身与局部用药相结合方法见效快;在预防中当采取综合性措施。

在脾胃病的治疗中,慢性萎缩性胃炎(chronic atrophic gastritis,CAG)是胃炎中最难治愈的疾病,粟教授根据 CAG 病因、病机、证候特点,结合多年实践经验,提出本病的病因为素体脾胃虚弱、饮食失宜及情志所伤,病机为脾胃升降失调、中焦气机不利、寒热错杂为主,而立健脾和胃、寒热平调、散结除痞之法,采用《伤寒论》中治疗痞满常用方半夏泻心汤加减治疗,以此为基础方,去大枣防其滋腻碍胃,加入延胡索理气除痞,研制出延参健胃胶囊,其药物组成主要有人参、黄连、黄芩、干姜、半夏、延胡索、炙甘草等。2001 年延参健胃胶囊获得国家发明专利,2004 年获得新药证书批量生产上市。经基础与临床研究表明:延参健胃胶囊具有一定程度清除幽门螺杆菌、修复胃黏膜、促进肠胃蠕动三大作用。应用延参健胃胶囊治疗慢性萎缩性胃炎,对修复胃黏膜、逆转肠上皮化生有效,从而充实和完善了中医药辨治 CAG 的理论,丰富了 CAG 的中医治法,间接控制了胃癌的发病率。

在溃疡性结肠炎(ulcerative colitis,UC)的治疗中,粟德林教授认为本病可分为发作期、转化期和缓解期,其中转化期为本病主要阶段,表现为脾虚兼湿热,正虚邪恋,他创立补中升阳兼清热化湿法,通过补中升阳以扶正,正气得复,邪气易祛,以清热化湿祛邪,邪气祛则正气复。李东垣《内外伤辨惑论》中升阳益胃汤具有升阳、清热祛湿的作用,与溃疡性结肠炎的病性、病机有相合之处,故粟教授以上方为基础加减,研制出肠炎宁胶囊(黄芪、人参、半夏、炙甘草、独活、防风、白芍、茯苓、陈皮、柴胡、白术、黄连等)治疗溃疡性结肠炎,取得良好疗效。补中升阳兼清热化湿法治疗溃疡性结肠炎的临床与基础研究获黑龙江省科学技术进步二等奖。

在肾系疾病的治疗中粟教授提出久病多虚、久病多瘀、久病及肾。治肾系疾病需以补为攻,以攻为补,攻补结合,方能取得良好疗效。慢性原发性肾小球疾病的治疗在肾系疾病中是常见且难治愈的,发展的结局是肾衰竭。在慢性原发性肾小球疾病治疗的研究中,栗教授在病理机制上提出气阴两虚、血瘀停湿是形成本病的关键,病性是本虚标实,从而立扶正祛邪的益气养阴、活血利湿之大法。他以张锡纯的十全育真汤为基础加减,研制出十全育真胶囊,其药物组成主要有黄芪、党参、山药、玄参、丹参、生龙骨、生牡蛎等。临床研究结果表明,本方对肾炎患者的细胞免疫、体液免疫功能紊乱状态有明显的双向调节作用,动物实验研究结果也揭示十全育真胶囊对减轻动物系膜增生性肾炎的病理改变、降低蛋白尿有明显疗效。十全育真胶囊治疗慢性原发性肾小球疾病的临床与实验研究,获国家科技成果证书。在慢性肾盂肾炎的研究中,栗教授强调本病在非急性发作阶段以肾气不足为主要病机,提出本病的中医防治以益气补肾为主,兼祛余邪,创立"益肾康方",由黄芪、人参、山茱萸、枸杞子、巴戟天、炒杜仲、石韦、瞿麦、蒲公英、连翘、赤芍、牡丹皮等药组成,经临床及实验观察,取得非常好的疗效。本方能清除抗原沉积,减少免疫活性细胞浸润,减轻免疫病理损伤,从而控制慢性阶段的病情进展。在治疗痹证中,栗教授认为其发病有内因和外因。外因有气候剧变,居处湿地,冒雨涉水,起居不慎,感受风、寒、湿、热之邪;内因有禀赋不足,劳役过度,病久产后,正气不足,邪气乘虚,侵袭人体,闭阻筋络引起气血运行不畅,或痰浊瘀血内生,阻于经脉,深入关节筋脉等。病之初起,邪实为主,病位在筋络、肌肉、关节。病久正虚邪恋,或虚实夹杂,由表入里,内舍于心、病涉五脏。栗教授强调痹证辨治,首先应分析病位深浅,其次辨识病性,包括新久虚实,体质差异及病邪性质,分清风寒湿痹和热痹的不同,以便确立治疗法则。在治疗方面,风寒湿痹者栗教授用自拟二龙蠲痹汤(基本药物组成:穿山龙、地龙、秦艽、羌活、生龙牡、威灵仙、牛膝、防风、青风藤、桂枝、细辛、乌梢蛇等);风湿热痹者则用当归拈痛汤加减;正虚湿热者用木防己汤加减;久痹肾虚用独活寄生汤加减。

在治疗糖尿病及其并发症方面,栗教授经验颇丰,且成果卓著。在对糖尿病及其并发症的研究与治疗方面,他有着自己独到的见解与方法。栗教授认为糖尿病的病因病机可概括为"五脏柔弱、内热熏蒸、伤津耗气、血稠液浓"。但在糖尿病的发生和发展的不同阶段,其气、津、血、液的损伤程度和血黏稠度也不相同,因此在临床上表现不同。初期有轻度的气阴不足而以阴虚为主,伴有血液黏稠度轻度的改变,逐渐出现气阴两虚各占一半左右,血液黏稠度明显改变,继之加重,在有并发症时则改变为严重的气阴两虚甚而出现阴阳两虚证,并有血瘀的症状。各阶段间界限模糊,是一个渐进的长期过程。可以说气阴两虚和血液黏稠、滞而不畅贯穿糖尿病的全过程。病之初期瘀血较轻,在药物使用中活血药是佐使的位置,病之中期则升到臣位,到病之后期可达君主之位,药物从植物活血药物逐渐过渡到动物活血药物,药味也由少到多,药量由小到大。由活血化瘀到逐瘀、通经、通络。这一思想对提高糖尿病及其并发症疗效具有重要意义,栗教授在对糖尿病病因病机的概括中所提到的"血稠液浓"就充分反映了这一学术思想。栗教授临床治疗糖尿病常用到无柄灵芝、分心木、蚕沙、牛蒡子等药,现代药理研究表明,这些药物能通过不同途径达到降糖作用。临床辨证时应注意辨别症状主次以及并发症情况,临床上所见的糖尿病患者,多数有并发症,甚至是几种并发症,所以往往需复方、合方加减,既有重点,又有全局,要协调用药,才能提高疗效。即使在糖尿病的前期预防中,也往往离不开用益气养阴活血的药物。因此在对糖尿病及其并发症的治疗中,其治疗始终以益气养阴、活血化瘀为基础,根据兼证配合其他疗法。糖尿病无并发症者,栗教授自拟芪黄消渴方加减化裁,并在此基础上成功研制芪黄消渴胶囊,获批(国药准字 B20020115)生产上市。芪黄消渴方药物组成:人参 15g,黄芪 25g,麦冬 15g,黄连 15g,生地黄 20g,玄参 20g,天花粉 10g,山药 20g,苍术 15g,五味子 10g,丁香叶 15g。糖尿病并发冠心病属于糖尿病性心脏病,是糖尿病常见的慢性并发症之一。栗教授认为,本病的病因病机用中医理论可概括为"五脏柔弱、内热熏蒸、伤津耗气、血稠液浓、瘀阻痰凝"。本病以气阴两虚为本,瘀阻痰凝为标,属于本虚标实、虚实夹杂之证,痰浊瘀血痹阻心脉是其主要致病因素,因此确立"益气养阴、活血化瘀"为治疗本病的基本大法,自拟芪玄益心汤治疗,并在此基础上研制芪玄益心胶囊,该药获国家发明专利(专利号 ZL200410020621.2),其基本药物组成为党参、黄芪、黄连、生地、玄参、丹参、麦冬、五味子、苍术、山药、生山楂、赤芍、降香。在糖尿病周围神经病变的治疗中,栗教授认为是在糖尿病气阴两虚的基础上,病程日久,因失治误治,"久病入络",血行郁滞不畅,致内生瘀血,兼夹痰湿浊邪阻塞肢体肌肉经络而发为本病。"五脏柔弱、内热熏蒸、伤津耗气、血稠液浓、瘀血阻络"为其基本的病机。因此栗教授确立"益气养阴、活血通络"为基本治法，根据兼症情况以燥湿祛痰化浊之法为辅。基于"益气养阴、活血通络"的基本治法，栗教授研制出芪玄通络汤作为治疗的基本方，其药物组成：黄芪、生地、玄参、葛根、丹参、苍术、益母草、川芎、当归、制草乌、穿山龙。糖尿病肾病（diabetic nephropathy，DN）是糖尿病最常见、最主要的慢性微血管并发症之一，也是导致糖尿病患者死亡的主要因素。栗德林教授通过多年的临床研究及实践，认为消渴病肾病的病因病机可以概括为"五脏柔弱、内热熏蒸、伤津耗气、血稠液浓、蓄浊失精"，提出以益气养阴、祛瘀化浊为法组方，研制出经验方麦地参肾消汤，组方：党参、黄芪、黄连、生地、麦冬、五味子、玄参、山药、制大黄、水蛭、肉桂、草果、牛蒡子、小茴香、川楝子。通过临床实践确有满意疗效，在此基础上进行深入研发，2009 年获国家发明专利证书。

2. 提出"辨病因病机贵精细，识别症状当客观，立法方药求精准，疗效判定要检验"，从而取得显著的临床疗效。

栗教授重视病因病机，只有病因病机抓得准，才能精准用药，药达病所见奇效。例如在痞满病的辨治中，栗教授将其分为实痞、虚痞与虚实夹杂型，又将实痞辨证分为邪热内结型、饮食积滞型、痰湿内阻型、肝郁气滞型。虚痞辨证分为脾胃虚弱型、肝胃阴虚型。虚实夹杂型分为寒热错杂型与水热互结型。只有寒热表里虚实清晰，才能有的放矢。栗教授指出，对于痞满进行治疗的过程中，因为病程比较长，发展比较慢，病情经常反复，所以寒热错杂证比较多，在临床上覆盖面比较大。而且在研究脾胃病过程中发现，慢性胃炎，特别是慢性萎缩性胃炎，表现的痞满症状更为严重，更为顽固。所以栗教授重点对半夏泻心汤治疗痞满寒热错杂证以及治疗萎缩性胃炎进行了研究，并在此基础上成功创制了延参健胃胶囊用于治疗慢性萎缩性胃炎。

又如在糖尿病的辨治中将糖尿病本病的病因病机概括为"五脏柔弱，内热熏蒸，伤津耗气，血稠液浓"。同时指出气阴两虚伴随糖尿病发生发展全过程。立法：益气养阴，生津止渴。方剂：以栗教授自拟芪黄消渴方加减化裁，并在此基础上成功研制芪黄消渴胶囊。糖尿病并发症中将糖尿病心脏病的病机概括为"五脏柔弱、内热熏蒸、伤津耗气、血稠液浓、瘀阻痰凝"，治以益气养阴、活血化痰为法，自拟经验方并研制芪玄益心胶囊。对于糖尿病肾病指出其病因病机为"五脏柔弱，内热熏蒸，伤津耗气，血稠液浓，蓄浊失精"，提出益气养阴、温阳固肾、祛瘀化浊这一新的治疗方法。拟定了治疗糖尿病肾病的经验方麦地参肾消胶囊，有益气养阴、温阳固肾、祛瘀化浊之效。糖尿病并发周围神经病变则按五体痹辨治，根据症状特点(凉、麻、痛、痿)分而治之。以凉为主，用芪黄消渴胶囊方＋补阳还五汤加减；上肢加桑枝、桂枝；下肢加川牛膝、木瓜；四肢冷痛，加当归四逆汤。以麻为主，用芪黄消渴胶囊方＋补阳还五汤；胸闷呕恶、口黏加半夏、茯苓(茯神)、藿香、佩兰；麻木如蚁行加独活、防风、僵蚕；痛定不移白附子，白芥子。以痛为主，用芪黄消渴胶囊方＋乌附麻辛桂姜汤(炙川乌、制附子、麻黄、细辛、桂枝、干姜、甘草、蜂蜜)。头痛、腰痛加羌活、防风、独活；关节强硬、腰膝重着加秦艽、姜黄、防己；脚挛急，抽搐加全蝎、蜈蚣；五心烦热加地骨皮、胡黄连。以痿为主，用芪黄消渴胶囊方＋壮骨丸／地黄饮子加减等。诸如此类，不胜枚举。粟教授经验方自拟方较多，在应用于病患的同时，他还积极将这些方剂进行临床实验，与其他方剂或中成药、西药进行对照研究，证实其疗效，或进行动物实验，观察一些重要指标的变化，这些研究结果也都证实了自拟方的疗效是经得起验证的。

3. 倡导"以辨应变，选经方不拘病，择时方审病性，寒热多态寻病位，创新成果重应用"的学术思想。

(1)以辨应变，辨证精确：辨证求因，要做到辨证精确，必须"治病求本"，即辨证求因。"因"指的是导致疾病的根本因素，它除了指外感六淫、七情内伤、饮食劳倦等常见的致病因素，还应包括痰饮、瘀血、癥瘕等病理产物。以上的因素均应作为辨证论治的重要依据。归根结底，在错综复杂的临床表现中，只有探求出疾病的根本原因，才能进行正确的辨证，从而根据疾病根本原因确定正确的治则治法，作为选方用药的基础。

四诊合参，四诊(望、闻、问、切)所收集的症状、体征以及其他临床资料是进行辨证的基础，要辨证精确，就必须四诊合参。

以辨应变，疾病始终处在一个不断发展变化的过程中。个人体质的差异，外界环境因素的不同，同一种疾病在不同患者的身上就可能出现不同的变化。另外，同一个患者，随着病程的长短不同，病机也会不断地发展变化，即证候发生了改变，则辨证也应随之而改变。总之，必须把疾病看成是一个不断运动变化的，而不是静止不变的过程，这样才能做到辨证精确，立法处方才能正确,才能应对各种变化。

(2)选经方不拘病,择时方审病性:"经方"原指的是"方术"。通常所说的经方,普遍的认识是指《伤寒论》和《金匮要略》中记载的方剂。栗教授认为经方组方配伍精密严谨,疗效确切,可广泛应用于临床。应用时应灵活,以辨证为基础,只要符合经方主治病机的疾病均可应用,不可拘泥于原方条文中所列病症。如栗教授将半夏泻心汤广泛运用于各种相关疾病的治疗中,如慢性胃炎、消化性溃疡、消化不良、糖尿病性胃轻瘫等,只要辨证为脾胃不和、寒热错杂所致,均可用之,而不必拘泥于原方主治有"心下痞满、干呕,呕吐,腹中雷鸣,食谷不化,下利"等症状。

"时方"的称谓,出自清代的医籍,从字面上可理解为"时下盛行之方",目前普遍的观点是泛指汉代张仲景以后历代的医方。时方亦是在临床实践的基础上形成的确有疗效的方剂,在经方基础上又有了很大的发展。栗教授认为在时方的选择应用上,要注重审查病性。这里提到的病性不仅仅指疾病的寒、热、虚、实性质,还包括疾病的病机变化,如虚实转化、寒热转化、虚实夹杂、寒热错杂等情况,归根结底,还是强调辨证论治,辨证精确,立法选方得当,方能获得佳效。

(3)寒热多态寻病位:寒热错杂证,指的是寒证与热证交错杂合在一起出现,二者共同影响机体证候的整体状态。栗教授认为寒热并存的病机广泛地存在于诸多病症的发展过程中。寒热错杂证的临床表现多种多样。寒邪与热邪分别存在于人体的不同位置、不同脏腑以及不同的层次。在辨证上应先辨清寒热在表里上下病位的分布。大体而言,在病位上,有上热下寒、上寒下热、外热内寒、表寒里热等。结合脏腑辨证,就有肺热肾寒、肺热肠寒、肝热肾寒、肝热脾寒、心热脾寒、心热肾寒、胃寒肠热、胃热脾寒等诸多不同的表现。因为寒与热又可同时兼有虚实属性,自身彼此轻重程度也有不同,可以说寒热错杂证的具体表现是详述不尽的。显然,掌握其主要证候特点及演变规律对正确的诊治是十分必要的。寒热错杂证的表现区域极大,可体现为机体任一脏腑组织的病变,但以脾胃肠道症为主体症状群。脾胃是此证的主体病位。主要症状群除胃肠道,还有四肢症状群,如四肢拘挛不收、痿痹等;精神神经症状群,如心烦欲哭、癫痫、恍惚眩晕、惊恐不安、狂证等。舌苔黄腻或黄白相兼是寒热错杂证最常见的舌象,而弦脉是其最常见的脉象。治疗寒热错杂证总的原则就是寒热并调,在此原则下应进一步辨位、辨性、辨量、辨势,标本兼顾,综合论治。辨位是指分析寒热各自所在的表里部位、所属脏腑。在此基础上进一步辨识寒热的虚实属性,是为辨性。再从症状轻重及病情发展至当前状态所经历的影响等因素,判断寒热及虚实的轻重缓急程度,是为辨量。辨势则是指结合位、性、量以及现病史、既往病史等诸多方面的资料,了解患者的体质因素以及可能出现的影响因素,从而判断当前病情的标本缓急和已经蕴含的进一步发展的可能性,即明确其动态发展的趋势。之后,在上述基础之上立法组方,既能从静态的角度选择能作用于病位、纠正病性的药味,又能从动态的角度选择可截断病情发展的药物。最后,还要根据辨量的结果决定各药物的用量比例,使全方主攻方向一致,从而使截断与扭转同时进行。

(4)创新成果重应用:粟教授临床上除了注重中医辨证论治,还重视对中药的现代药理研究成果的运用,既重视辨证又重视辨病。他把现代药理研究中发现的一些中药的特殊作用灵活运用到临床上,常能大大提高疗效。如粟教授治疗糖尿病常用灵芝、委陵菜、蚕沙、分心木、玉米须、桑叶等药,据药理研究表明,这些药物具有良好的降糖作用,临床用之,屡屡获验。又如,据现代药理研究,苦参具有抗心律失常的作用,粟教授在治疗心律失常时,遇有湿热者常在主方基础上加入苦参一味,疗效大增。海蛤壳为软坚散结,清肺化痰之品,据药理研究,有抗衰老作用,粟教授常用来治疗脑血管病、脑萎缩、痴呆等病,亦能提高疗效。据药理研究表明,决明子、生山楂、薏苡仁具有调节血脂的作用,针对高脂血症者可在主方基础上加而用之。蒲公英、马齿苋、白花蛇舌草、黄药子为清热解毒之品,据现代药理研究表明,它们具有抗炎、抗幽门螺杆菌、防癌的功效,在治疗感染性疾病、胃炎、癌症等疾病时,可酌情加入主方用之。诸如此类,不胜枚举。总的原则是,在精确辨证、立法遣方的基础上,根据现代药理研究证实某种药物对某种疾病(包括其症状、体征、检验指标等)确有疗效的,可在主方的基础上酌情加入用之,不仅不妨碍主方原有的功效,反而能够改善某种症状、体征或检验指标等,从而提高了整体的临床疗效。

4. 认为应运用生物学方法研究,用生物学语言诠释中医理论与临床是实现中医现代化的极佳切入点。

生物学研究的一般方法有观察法、实验法、调查法和测量法。①观察法：观察法是科学探究的一种基本方法。生物科学的很多重大发现或发明都源于细致的观察。观察法就是在自然状态下，研究者按照一定的目的和计划，用自己的感观外加辅助工具，对客观事物进行系统感知和描述，以发现和验证科学结论。②实验法：生物学是在实验的基础上建立和发展起来的一门自然科学。利用实验的方法进行科学探究是现代生物学的重要方法。实验法就是利用特定的器具和材料，通过有目的、有步骤的实验操作和观察，记录、分析、发现或验证科学结论。③调查法：调查是科学探究常用的方法之一，是了解生物种类、生存环境和外部形态等常用的研究方法。调查者以正确的理论与思想作为指导，通过访谈、问卷、测验等手段有计划地广泛了解、掌握相关资料，在此基础上进行分析、综合，得出结论。④测量法：是指根据某一规则对测量对象的某些特性分配数值（数值化）的研究方法，通常通过量表来完成。在医学相关的生物学研究方法中我们用得最多的是实验法。通过实验来验证相关的理论。如在动物实验研究中表明肠炎宁胶囊具有调节免疫功能的作用，能使低下的细胞免疫功能恢复正常，抑制异常增高的体液免疫；具有调节 T 淋巴细胞的作用；有明显抑制溃疡性结肠炎大鼠结肠组织细胞异常增高的作用，加速病变组织的修复。又如在慢性肾盂肾炎的研究中，栗教授认为该病属中医"劳淋"范围，临床症状为"小便急，便后仍欲便，常常作痛"。有急性发作与非急性发作阶段之分，其非急性发作阶段易被忽略，对其病理变化、临床特征与急性发作阶段的关系尚缺乏系统报告。针对本病病程长，反复发作，防治难度大，预后不良，有 1/5~1/4 患者可发展成慢性肾衰这一严重后果，栗教授研究建立了小鼠实验性大肠杆菌逆行性单侧慢性肾盂肾炎的动物模型，动态、系统、全面地观察了本病由急性感染到慢性萎缩的病变过程，填补了当时国内外同类研究的空白。研究通过病理学、免疫病理学、免疫学、细菌学等手段，证明本病慢性阶段免疫损伤为主要病理变化，是患者肾脏损伤进展乃至最终萎缩的根本原因，提出应用免疫调节剂防治本病的理论依据。这为今后治疗该病提供了非常有实用价值的样例。这些实验数据强有力地证明了很多理论与观点，将中医推向量化、精细化、现代化，有利于中医的推广与应用，是实现中医现代化极佳的切入点。

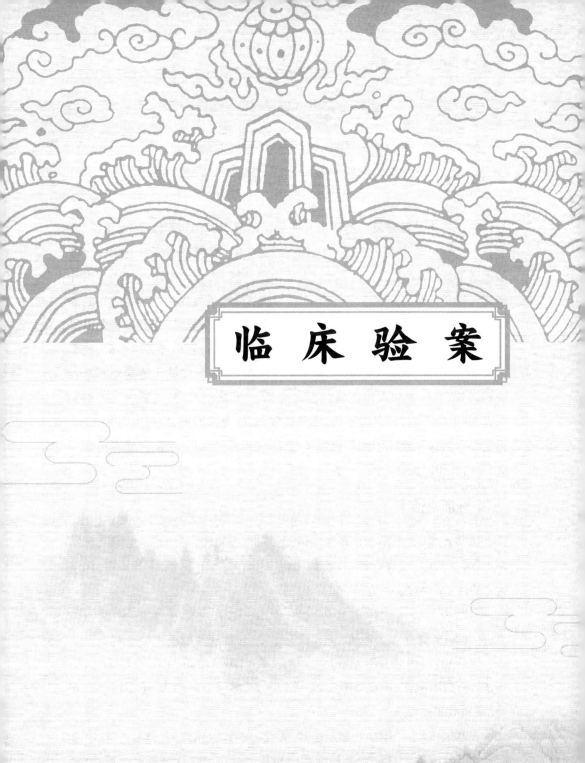

临 床 验 案

感　冒

　　感冒是感受触冒风邪等所引起的常见外感疾病。初起以鼻塞、流涕、喷嚏、声重、恶风为主要表现,继则出现发热、咳嗽、咽痒或咽痛、头痛、全身酸楚不适等症状。《医理真传》云:"夫病而曰外感者,病邪由外而入内也。外者何? 风寒暑湿燥火六淫之气也。"六淫病邪风寒暑湿燥火均可为感冒的病因,因风为六气之首,"百病之长",故风为感冒的主因,但感冒并非全由风邪所致,往往夹时邪侵入人体,如春季多为感受风热,夏季多夹暑夹湿,秋季多兼燥气,冬季多为感受风寒,其中尤以风寒、风热为多见。感受外邪是否发病,与感邪轻重和人体正气的强弱有关。"邪之所凑,其气必虚",体质偏弱者,则卫外不固,若起居不当,或寒热失调,或受凉淋雨,或过度劳累,皆易感受外邪为病。素体阳虚者易受风寒,阴虚者易受风热,痰湿内盛者易受外湿,常内外相因为病。

【辨证论治】

　　风寒表实(太阳伤寒):恶寒发热,恶寒重,发热轻,无汗,头项强痛,鼻塞声重,时流清涕,或有喉痒咳嗽,痰稀白,口不渴,肢节酸痛,舌苔薄白,脉浮紧。治法:辛温解表。方药:麻黄汤加味。

　　风寒表虚(太阳中风):恶风发热,汗出,头痛,或有项强,咳喘,咳白稀痰,舌苔薄白,脉浮缓。治法:调和营卫。方药:桂枝汤加减。

　　风热感冒(风热在卫):发热重,微恶风寒,鼻塞流黄浊涕,身热无汗,头痛,咽痛,口渴欲饮,或有咳嗽痰黄,舌苔薄黄,脉浮数。治法:辛凉解表。方药:银翘散加减。

　　表寒里热(卫气同病):发热恶寒,无汗,头痛,肢体酸痛,鼻塞声重,咽喉疼痛,咳嗽,心烦,口渴,痰黏稠或黄白相兼,舌边尖红,苔薄白或薄黄,脉浮数。治法:疏风宣肺,散寒清热。方药:麻杏石甘汤加味。

　　湿热感冒(湿热在卫):恶寒,少汗,身热不扬,午后热显,头重如裹,身重肢重,胸闷脘痞,口不渴,苔白腻,脉濡缓。治法:芳香辛散,宣化表湿。方药:藿朴夏苓汤加减。

暑湿感冒(暑湿在卫):身热,微恶风,汗少,肢体酸重或疼痛,头昏重胀痛,咳嗽痰黏,鼻流浊涕,心烦,口渴,或口中黏腻,渴不多饮,胸闷,泛恶,小便短赤,舌苔薄黄而腻,脉濡数。治法:清暑祛湿解表。方药:新加香薷饮加减。

风燥感冒(风燥在卫):恶寒发热,头痛鼻塞,烦热口渴,无汗,鼻咽干燥,干咳少痰,舌苔薄白而干,或舌边尖红,苔薄黄,脉浮弦而数。治法:疏解风燥。方药:桑杏汤加减。

气虚感冒:恶寒发热,或热势不盛,但觉时时形寒,自汗,头痛鼻塞,咳嗽,痰白,语声低怯,气短,倦怠,苔白,脉浮无力。治法:益气解表,调和营卫。方药:参苏饮加减。

阳虚感冒:阵阵恶寒,甚则蜷缩寒战,或稍兼发热,无汗或自汗,汗出则恶寒更甚,头痛,骨节酸冷疼痛,面色㿠白,语言低微,四肢不温,舌质淡胖,苔白,脉沉细无力。治法:温阳解表。方药:麻黄附子细辛汤。

血虚感冒:头痛,身热,微寒,无汗或少汗,面色不华,唇淡,指甲苍白,心悸,头晕,舌淡苔白,脉细或浮而无力,或结代。治法:养血解表,方药:葱白七味饮加减。

阴虚感冒:发热,微恶风寒,无汗或微汗,或寐中盗汗,头痛,心烦,口干咽炽,手足心热,干咳少痰,或痰中带血丝,舌质红,脉细数。治法:滋阴解表。方药:加减葳蕤汤加减。

【临床验案】

案一、李某,女,61岁,2011年8月21日初诊。

主诉:鼻塞、流涕、咽痛2天。

现病史:2天前开始出现鼻塞、流涕、咽痛,微恶寒,昨晚发热(体温39℃),自服抗生素及退热药后热退,仍鼻塞,流黄浊涕,咽痛,时咳嗽,咯黄痰,口干欲饮,遂于今日来诊。舌尖红,苔薄白,脉浮数。

西医诊断:上呼吸道感染。

中医诊断:风热感冒。

治法:辛凉解表,宣肺止咳。

处方:银翘散合桑菊饮加减。

金银花 12g	连翘 15g	薄荷 10g	桑叶 12g
菊花 15g	杏仁 15g	枇杷叶 15g	川贝 12g
金荞麦 20g	芦根 15g	桔梗 20g	甘草 10g
知母 15g	生石膏 20g	黄芩 15g	玄参 15g

4 剂,水煎服,1 日 1 剂,早晚分服。

二诊(2011 年 8 月 25 日):鼻塞、流涕、咽痛消失,咳嗽减轻,咯痰减少,已无明显口干。舌边尖略红,苔薄白,脉细。

处方:

金银花 15g	桑叶 15g	桑白皮 20g	杏仁 12g
炒白术 15g	野菊花 12g	川贝母 10g	桔梗 20g
黄芩 12g	姜半夏 15g	陈皮 15g	金荞麦 15g
甘草 10g			

继服 3 剂而愈。

案二、谢某,男,22 岁,2012 年 12 月 3 日初诊。

主诉:鼻塞、流涕、头痛 2 天。

现病史:2 天前打球后汗出受风,出现鼻塞,流清涕,头痛,恶寒无汗,口不渴,时咳嗽,咯少量稀白痰,四肢酸疼,自服感冒药(不详)症状无明显好转,遂于今日来诊。舌红,苔薄白,脉浮紧。

西医诊断:上呼吸道感染。

中医诊断:感冒,风寒表实。

治法:辛温解表,宣肺散寒。

处方:荆防败毒散合麻黄汤加减。

荆芥 12g	防风 15g	羌活 10g	独活 10g
麻黄 6g	桂枝 10g	前胡 15g	枳壳 12g
柴胡 10g	白芷 15g	桔梗 15g	杏仁 10g
苍耳子 10g	蔓荆子 15g	茯苓 15g	甘草 10g

4剂,水煎服,1日1剂,早晚分服。

二诊(2012年12月7日):鼻塞、流涕、头痛、四肢酸疼消失,咳嗽减轻,咯白痰。舌红,苔薄白,脉浮细。

方投止嗽散加减:

荆芥12g	紫菀15g	炙百部15g	桔梗15g
杏仁12g	枳壳12g	川贝母10g	姜半夏10g
陈皮15g	甘草10g		

继服7剂而愈。

案三、陈某,男,5岁,2010年6月7日初诊。

主诉:鼻塞、咽痛、咳嗽1周。

现病史:1周前受凉后,出现鼻塞声重,流清涕,继而咽痛,口渴,咳嗽,咯痰少而难出,自服感冒药后鼻塞、流涕减轻,仍咳嗽不减,咯黄痰,口臭,大便稍干,遂来诊。舌偏红,苔黄白而厚,脉弦细数。

西医诊断:上呼吸道感染。

中医诊断:感冒,表寒里热。

治法:疏风宣肺,散寒清热。

处方:麻杏石甘汤合清胃散加减。

麻黄2g	杏仁3g	生石膏10g	甘草3g
川贝母4g	桑叶3g	枇杷叶3g	鱼腥草5g
穿心莲4g	焦三仙^各4g	鸡内金4g	牡丹皮3g
陈皮4g	姜半夏3g	生地黄3g	桔梗3g

4剂,水煎服,1日1剂,早晚分服。

二诊(2010年6月11日):鼻塞、流涕消失,咳嗽减轻,咯少量黄痰,口不臭,纳呆,胃胀,大便不干。舌淡红苔白稍厚,脉沉细。

为痰热内蕴,方投温胆汤加减:

陈皮4g	茯苓4g	姜半夏3g	甘草3g
枳壳4g	竹茹4g	黄芩3g	芦根4g
川贝母4g	枇杷叶4g	桑叶4g	杏仁3g
焦三仙^各3g	鸡内金3g	射干4g	薄荷3g

| 金荞麦 4g | 穿心莲 3g | 桔梗 4g | 白术 3g |

继服 7 剂而愈。

案四、李某,男,15 岁,2009 年 7 月 21 日初诊。

主诉:发热、微恶寒、少汗、汗出不爽半月。

现病史:半个月前开始出现发热,白天 38℃左右,恶寒,汗出发黏感,夜间热重,可达 39℃左右,头昏重,身倦乏力,恶心,脘痞纳呆,口不渴,曾用抗生素和中成药银翘解毒丸等药物,效不显著。舌边偏红,苔白腻,脉濡缓。

西医诊断:上呼吸道感染。

中医诊断:湿热感冒(邪遏卫气)。

主治:芳香化湿,辛散解表。

方药:藿朴夏苓汤加减。

藿香 15g	厚朴 12g	姜半夏 15g	赤茯苓 10g
猪苓 12g	泽泻 15g	杏仁 15g	白豆蔻仁 15g
生薏苡仁 20g	淡豆豉 10g	通草 10g	滑石粉(包煎)20g

淡竹叶 10g

4 剂,水煎服,1 日 1 剂,早、午、晚分服。

二诊(2009 年 7 月 25 日):热已退,微汗出后爽快,头已不沉,身体轻松,知饥能食,舌苔薄白,脉稍缓。上方去滑石、赤茯苓、猪苓,3 剂,水煎服,1 日 1 剂,早、晚分服而收功。

【按】

由于人体卫气有强弱,感邪有深浅,故感冒的临床表现有轻重,且风邪所兼夹的四时之气有别,以致患者的脉证也各有差异。因此,临证必须根据病情,确定病邪性质,辨别风寒、风热等不同临床表现及体虚感冒的不同症状,灵活采取相应的治疗方法。感冒病变在肺卫,一般以宣肺解表为治则,体虚外感则以扶正解表为原则。栗德林教授认为大凡伤寒太阳经证、温病诸卫表证,概括起来有多种临床证候表现,在四季临证中均可见到,当分证治之。

案一属风热感冒，为临床较为常见的感冒类型。肺位最高而开窍于鼻，风热为温邪，其邪上受，首先犯肺，肺窍为风热之邪所壅，则鼻塞、流黄浊涕；肺主表卫，风热之邪伤表卫，即出现恶寒、发热等表证；但风热为阳邪，从火化，易伤阴津，故发热重、恶寒轻、口渴欲饮；风热搏结气血，蕴结成毒，热毒侵袭肺系门户则见咽喉肿痛；风热犯肺，肺失清肃，则咳嗽、咯黄痰。治疗以银翘散合桑菊饮加减，银翘散专于辛凉解表，清热解毒，合桑菊饮又能加强宣肺止咳之功，两方加减合用，药证合拍，诸症自愈。案二属感冒风寒表实证。风寒外束，卫阳被郁，不能温分肉，故恶寒；风寒外束，腠理闭塞则无汗；足太阳膀胱经主一身之表，寒邪犯表，太阳经气不舒，故肢节酸痛；鼻为肺窍，肺主皮毛，风寒犯表，肺气不宣，则鼻塞、流涕、咳嗽痰白；寒为阴邪，故口不渴。以荆防败毒散合麻黄汤加减治疗，共奏辛温解表，宣肺散寒之功，方中羌活、独活祛风散寒，兼能除湿，为治肢体酸疼之要药。加麻黄、桂枝以加强辛温散寒之力。案三为小儿外感，素体阳盛，复感风寒，内热为外寒所遏，即形成外感里热证，又称"寒包火"。外寒束表，经气不舒则肢体酸痛，肺窍失宣则鼻塞声重、流涕；内有蕴热，热攻于上，则见口渴、咽痛；邪热郁闭于肺，肺失宣降而见咳嗽、咯黄痰，兼有胃热，故口臭、便干。二诊表证已解，痰热未尽。兼有纳呆、胃胀等脾胃运纳失常之象，以温胆汤加减理气化痰和胃，7剂而愈，以收全效。案四为湿热之邪遏卫表现的卫气同病之证，其发热与其他病邪引起发热不同，特点为身热不扬，手摸时开始并不感到热，渐觉发热，这是湿邪阻遏的结果，用清热解毒等药均达不到去湿之目的，因此难以收效，只要用上芳香化湿之品，可立竿见影，湿邪黏腻淹滞、缠绵留恋的情况则可一扫而去，达到立竿见影的效果。感冒虽为自限性疾病，多在1周左右可愈，但若不在意，失治则可继发他症。因感冒是由外邪客于肌表引起，故治疗以解表达邪为主要法则，祛除外邪，邪去则正安，感冒亦愈。解表之法应根据所感外邪寒热暑湿的不同，而分别选用辛温、辛凉、清暑解表法。同时应注重宣通肺气，肺主皮毛，宣肺又能协助解表，宣肺与解表相互联系，又协同发挥作用。若为虚人感冒则应扶正祛邪，不可专事发散，以免过汗伤正。病邪累及胃肠者，又应辅以化湿、和胃、理气等法治疗，照顾其兼证。

咳　嗽

咳嗽狭义上看是一个病,广义上看,它是一个症状。起初把咳嗽并称,金代刘完素方在《素问病机气宜保命集·咳嗽论》将咳与嗽分论:"咳谓无痰而有声,肺气伤而不清也;嗽是无声而有痰,脾湿动而为痰也;咳嗽谓有痰而有声,盖因伤于肺气,动于脾湿,咳而为嗽也。"但临床实际所见多为痰声并见,故以咳嗽并称。引起咳嗽的病因非常广泛,外有风寒暑湿燥火为邪,内有七情所伤,饮食劳倦及嗜烟,空气污染,外伤及肺等,均可导致咳嗽。根据病程可分急咳与慢咳,以病因性质可分外感与内伤咳嗽。咳嗽的病位主要在肺,六淫之邪多从上受,由口鼻而入,或从外受,由卫表而感,均可影响肺之宣发和肃降而发生咳嗽;内伤则涉及任何脏腑功能失调,均可影响到肺的宣发与肃降功能而致咳嗽,故《素问·咳论》篇云:"五脏六腑皆令人咳,非独肺也。"内伤咳嗽主要涉及心,肝,脾,肾几个主要脏器。

【辨证论治】

风寒袭肺,以咳嗽声闷重不畅,痰稀薄色白,咽痒为主证,常伴风寒束表诸证如微热,恶寒偏重,无汗身痛,鼻塞,流清涕,喷嚏,舌苔薄白,脉浮紧等证脉。治法:疏风散寒,宣通肺气。方药:杏苏散或桔梗汤加减。

风热犯肺:以咳嗽声音响亮急迫,痰或白或黄而黏不爽,咽痛为主证,常伴有风热袭表诸证,如身热,汗出,头痛,微恶寒,舌尖边红,苔薄白或黄,脉浮数等。治法:疏风清热,宣肺止咳化痰。方药:桑菊饮加减。

风痰犯肺:咳嗽来去突然,或呛咳或轻咳,或喘咳,或干咳,痰或多或少,或稀或黏不易出,咽痒,常伴过敏性鼻炎症状,如鼻痒,鼻塞发作性喷嚏,流清涕等。一般有对冷风、异味、花粉等过敏,易诱发,舌淡红,苔薄白,脉弦。治法:疏风宣肺,解痉利咽,化痰止咳。方药:止嗽散加地龙、白附子、蝉蜕、蜂房等。

痰浊壅肺:痰多色白,或稀或黏稠,常伴有胸闷脘痞,喘息,舌苔白腻,脉滑。治法:燥湿化痰,理气止咳。方药:二陈汤合三子养亲汤加苍术,厚朴等。

肝火犯肺：以咳逆阵作，多因情绪变故而引发，咳引胸胁而痛，或痰滞或少痰，或痰中带血，或咳鲜血为主，伴有性急易怒，烦躁口苦，咽干，面红目赤，舌红，苔黄而干，脉弦数。治法：清肝泻肺，止咳降逆。方药：泻白散合黛蛤散加黄芩，大黄等。

肺阴亏虚：以干咳无痰或少痰，或痰中带血为主，多伴声低嘶哑，午后潮热，颧红，盗汗，五心烦热，口干咽燥，日见消瘦，神疲，舌红少苔，脉细数。治法：养阴清热，润肺止咳。方药：沙参麦冬汤加百部，川贝母，地骨皮等。

【临床验案】

案一、李某，男，45 岁，2003 年 4 月 20 日初诊。

主诉：咳嗽、咽痒 1 周。

现病史：1 周前感冒后身冷无汗，流清涕喷嚏，咳嗽，吐白痰较多，咽痒。服用中成药后症状稍缓解，现咽痒咳嗽，白痰，少汗，有轻度怕冷，流涕减少。舌淡红，苔薄白，脉浮稍数。

西医诊断：上呼吸道感染。

中医诊断：风寒咳嗽。

治法：疏风散寒，宣肺止咳。

处方：桔梗汤加减。

桔梗 15g	紫苏叶 10g	桑叶 12g	麻黄 6g
杏仁 10g	赤茯苓 15g	炙百部 12g	川贝 10g
前胡 12g	金荞麦 15g		

7 剂，水煎服，1 日 1 剂，早晚分服。

二诊（2003 年 4 月 27 日）：咳嗽减轻，早晚稍咳，少量白痰，咽已不痒，身已不冷，苔薄白，脉弦缓。前方去麻黄，7 剂而愈。

案二、刘某，男，39 岁，2003 年 9 月 11 日初诊。

主诉：发热咳嗽吐黄痰两天。

现病史：两天前发热，头痛，身微汗出，咳嗽持续加重，吐黄黏痰，伴前胸痛，鼻塞流浊涕。舌尖边红，苔薄白微黄，脉浮数微滑。

检查：血常规：白细胞 $12.0 \times 10^9/L$，中性粒细胞 83%，X 线片示：肺纹理略有增强。

西医诊断：急性支气管炎。

中医诊断：风热咳嗽。

治法：疏风清热，宣肺化痰。

处方：桑菊饮加减。

芦根 15g	桔梗 20g	连翘 15g	杏仁 12g
野菊花 10g	甘草 10g	薄荷 10g	知母 15g
生石膏 20g	鱼腥草 20g	穿心莲 15g	桑叶 12g
浙贝 15g	蒲公英 20g		

7 剂，水煎服，1 日 1 剂。

生石膏先煎 30 分钟，其他药加入同煎 25 分钟，取 450ml，再煎 25 分钟取 450ml，每次 300ml，日三次服。

二诊（2003 年 9 月 18 日）：热退咳减，还有少量白痰，诸风热表证已除，苔薄白，脉濡，前方去生石膏，知母，桑叶，薄荷，加桑白皮 15g，7 剂，水煎服，1 日 1 剂，每日两次而临床治愈。

案三、佟某，男，65 岁，2005 年 3 月 21 日初诊。

主诉：阵发性呛咳 10 余年。

现病史：10 多年前就有咳嗽，多呈阵发性突然咽痒或感受冷风，即咳嗽，喷嚏，流清涕甚则引起头昏，气塞难吸，呕吐，至咳吐大量白色泡沫痰或白黏痰方止。经多方治疗而不愈，时时欲发。心存恐惧前来就诊。舌淡黯，苔白微腻，脉弦稍滑。

西医诊断：变异性哮喘。

中医诊断：咳嗽，风痰犯肺。

治法：疏风宣肺，化痰止咳。

处方：止嗽散加减。

甘草 10g	白前 15g	炙百部 12g	紫菀 15g
桔梗 20g	荆芥 12g	陈皮 15g	姜半夏 15g
茯苓 15g	白附子 12g	僵蚕 10g	地龙 15g

7剂,水煎服,1日1剂,早晚分服。

二诊(2005年3月28日):服药后没发,继用前方15剂。

三诊(2005年4月12日):仍没有发病,舌淡红,苔薄白,脉沉弦,前方10剂,粉为细面,每次10g,日两次冲服,临床治愈。

案四、白某,女,38岁,2005年6月24日初诊。

主诉:咳嗽1个月,加重两周。

现病史:咳嗽已有1个月,开始干咳无痰,身倦乏力,夜间汗出,加重两周,咳嗽连声,吐少量白黏痰,午后有潮热,口干饮水不多,手足心热,纳呆。舌质偏红,少苔,脉细数。

检查:双肺X线片:肺纹理增强,结核菌素试验(OT试验)阴性,血象无显著改变。

西医诊断:急性支气管炎。

中医诊断:肺阴虚咳嗽。

治法:养阴润肺,宣肺止咳。

处方:沙参麦冬汤加减。

北沙参10g	麦冬15g	天花粉10g	玉竹15g
生地15g	百部10g	川贝母10g	百合10g
陈皮10g	秦艽10g	乌梅肉10g	杏仁10g

7剂,水煎服,1日1剂,早晚分服。

二诊(2005年6月30日):症均有减,继服7剂。

三诊(2005年7月7日):只有早晚有轻咳,去生地,秦艽,天花粉,百合,川贝母改为5g,7剂而愈。

案五、黎某,男,65岁,2006年3月15日初诊。

主诉:咳嗽吐黄白黏痰3个月。

现病史:3个月前开始咳嗽吐黄白黏痰,发热在38.5℃左右波动,胸中满闷感,身倦乏力,CT诊断:肺部感染,白细胞为15.4×10^9/L,听诊两肺有中小水泡音,以右上和左下尤多,经静滴头孢类抗感染,口服盐酸氨溴索(沐舒坦)等化痰药物13天,已不发热,咳嗽减轻,痰已不黄,仍咳嗽吐少量白黏痰,但听诊两肺仍散在水泡音,CT复查与前相比,有所好转,感染依然存在,无法继续使用抗生素治疗,一度怀疑为肺结核复发,进行抗结核治疗3个月,症状仍存在;咳嗽吐白痰微黄,听诊两肺散在水泡音,又疑为支气管扩张,痰塞堵塞等。后求诊中医药治疗。舌质淡黯有轻齿痕,苔薄白根部稍腻,脉弦细微滑。

检查:血象基本正常,胸部听诊两肺上有中小水泡音,两肺下少量散在水泡音,呼吸音稍有减弱

西医诊断:迁延性肺炎。

中医诊断:咳嗽,脾虚痰湿。

治法:健脾利湿,理气化痰止咳。

处方:温胆汤合三子养亲汤加减。

陈皮 15g	法半夏 10g	茯苓 15g	甘草 10g
枳壳 10g	竹茹 10g	炒莱菔 10g	紫苏子 10g
白芥子 10g	浙贝 10g	丹参 10g	桑白皮 10g
炒白术 12g	炮姜 10g	黄芪 20g	瓜蒌仁 12g

14剂,水煎服,1日1剂,早晚分服。

二诊(2006年3月29日):咳嗽早晚偶发,痰基本没有,两肺只有散在少量的小水泡音,已无胸闷等症,大便已近正常。舌淡红少苔,齿痕稍见。

陈皮 15g	法半夏 12g	茯苓 15g	甘草 10g
枳壳 12g	竹茹 10g	瓜蒌子 15g	桑白皮 15g
胆南星 10g	炮姜 10g	炒白术 20g	丹参 15g
生黄芪 30g	党参 20g	浙贝 10g	炒枣仁 15g

继服14剂后,咳嗽痊愈,肺部呼吸音恢复正常而停止服药。

【按】

外感六淫之邪所引起的咳嗽多为急咳,起病急,咳嗽声音响亮,或重浊,多伴有表证,病程较短,病症相对较单纯;内伤咳嗽多为慢咳,起病缓慢,常有反复发作病史,咳嗽声音较低弱,病程较长,病症较复杂。无论是以分证辨治,还是以主证辨治,均先了解病程与病位,识别外感与内伤,了解咳嗽发生时间,频率,声音强度,加重因素,认定其性质是何种咳嗽;了解痰之色、

质、量、味以分咳嗽之寒热虚实。栗德林教授临床上多用分证论治。

案一、案二属于急性咳嗽，一为风寒所袭，二是风热所伤，都多伴有感冒诸症。若不在意，失治则可继发他症，亦会使咳嗽迁延，反复感受外邪，故咳嗽也反复加重，形成慢性咳嗽。故急性咳嗽要治疗彻底，并要注意预防反复感冒。案三为风痰，其证候特点：一是具有风邪致病的特征，风为阳邪，善行数变，临床上突显、突发、突停，阵咳呛咳，甚伴痰鸣，喘息，风邪上受咽多痒，鼻窍不利鼻痒，喷嚏流涕等。二是有痰为基础的特点，在咳嗽中或吐白泡沫痰，或为白黏痰，或为吐涎，吐出为快，或吐出咳止。三是常因痰湿久羁，病程长，咳嗽缠绵不易愈，提示治风痰，当标本同治。案四为肺阴亏虚咳嗽，一般属慢性咳嗽，肺阴伤总有一个过程，久病易伤阴，伴咳嗽易发生阴伤诸证，如潮热，盗汗，五心烦热，干咳少痰，身倦，甚而易瘦，皮肤干燥，舌红少苔脉细数等，临床上酷似肺痨中的肺阴亏虚证，但本证绝非肺痨所独有，按中医辨证论治方法，有是证用是药，疗效是可靠的。案五是慢性咳嗽中偏痰湿蕴肺的，脾为生痰之本，肺为贮痰之器，脾虚失健运，聚湿生痰，上储于肺。"其人素盛今瘦，水走肠间，沥沥有声，谓之痰饮"，今痰饮储肺，风痰相搏，全肺有水泡音，大小不等，只祛风，不祛痰其病难愈，只祛痰，不剔除生痰之根源其病也更难愈。立健脾利湿，理气化痰止咳之法，则内外标本兼顾，以温胆汤加减，担当此任，恰如其分。温胆汤加减治疗慢性咳嗽，屡用屡效，受益匪浅。

肺　　胀

肺胀是以临床见咳嗽痰壅，喘息气促，呼多吸少，胸闷憋满，难以平卧，或伴烦躁不宁，心悸，面色晦黯，唇甲发绀，脘腹胀满，下肢浮肿等症的一种慢性肺系疾病。肺胀的主症是胸闷、喘息、咳嗽。其中胸闷为自觉胸中气憋闷不舒，也称胸满，伴发肺胀的主过程，是肺气不得肃降的表现，在肺胀的不同阶段，轻重差别较大。肺胀之病首见于《黄帝内经》。《灵枢·胀论》曰："肺胀者，虚满而喘咳。"说明肺胀应具有咳、喘、满症，而且满为虚满，是上盛下虚的满。本病的发病是一个慢性过程，由肺部疾病日久失治，在外感病因的诱发下反复发作，内伤渐重所致。病位：首在肺，继及脾、肾，最后影响肝、心,痰蒙清窍。病性:本虚标实、虚实夹杂为本病特点。本虚为五脏俱虚,标实是痰壅气逆、水泛血瘀为患。病势与病机,始上及下。病邪外袭,肺首当其冲,渐进伤及脾,重则病肾、心、肝。肺失宣降,气逆则咳,升降失常则喘。失治医久,则肺气渐虚,致肺主气功能失常,呼多吸少,肺气壅滞,胀满,失降,肺胀乃成。

【辨证论治】

因内外邪性质各异,临床又出现不同表现,为辨证治疗提供依据。主要分为寒热痰瘀几类。

寒饮内停:以胸憋闷、气短不足以息为主,当伴咳喘、头重目眩、形寒背冷,苔白润滑,脉沉弦。治法:温阳化饮、宣肺平喘之法。方药:苓桂五味姜辛汤加减治疗,或用小青龙汤治疗。

痰热壅肺:以胸满喘急,甚不得卧,当兼咳痰黄白黏稠不易咯出,发热,烦躁,微恶寒,微汗,口渴欲饮,便干溲黄,舌边尖红,质黯淡,苔黄腻,脉滑数。治法:清热化痰、降逆平喘。方药:用麻杏石甘汤与五味消毒饮加减治疗。

痰浊阻肺:以胸闷喘息短气,兼咳嗽痰多偏黏或呈泡沫状,脘痞,纳少泛恶,便溏,身倦,舌淡胖,苔薄浊腻,脉细滑。治法:化痰降气、健脾益肺。方药:苏子降气汤合三子养亲汤治疗。

心血瘀阻:以胸闷憋气,以夜间为重,以心前区或胸骨后区为主,或兼胀、重压感,隐痛,上脘不适等,心悸气短,舌紫黯,脉细涩或结代。治法:活血化瘀、理气止痛。方药:血府逐瘀汤加减治疗。

【临床验案】

案一、王某,男,53岁,1977年9月13日初诊。

主诉:咳嗽喘憋十余年,加重1周。

现病史:咳嗽喘憋十余年,每春秋之季复感寒邪加重,近1周来咳嗽伴胸闷气短加重,现咳吐清稀泡沫样痰,胸闷气短头晕重,恶呕,形寒背冷。

检查:X线片呈两肺透过度增强,膈肌下降,肺纹理增强;白细胞

$12.3 \times 10^9/L$，中性粒细胞85%。舌质淡黯稍嫩胖，苔白润，脉沉弦而细。

西医诊断：慢性支气管炎阻塞性肺气肿继发感染。

中医诊断：肺胀，寒痰内停。

治法：温化痰饮，宣肺止咳平喘。

处方：小青龙汤合二陈汤加减。

干姜 10g	桂枝 12g	麻黄 6g	陈皮 15g
甘草 10g	细辛 5g	法半夏 10g	五味子 10g
杏仁 10g	茯苓 15g	炒莱菔 15g	桔梗 15g

7剂，水煎服，1日1剂，早晚分服。

二诊（1977年9月20日）：胸闷气短减轻，咳痰明显减少，已无呕恶，形寒背冷减轻，继服前方7剂。

三诊（1977年9月27日）：诸症基本恢复发作前状态，只晨起咳，动则气短，以六味地黄汤加五味子、干姜巩固之。

案二、徐某，女，49岁，1977年10月15日初诊。

主诉：咳喘反复发作2年，胸闷、咳黄痰2天。

现病史：2年来平素咳嗽吐少量白痰稍黏，诊为慢性支气管炎、肺气肿，2天前感冒，复感邪始痰量多，咳不易出，急剧咳痰，痰黄白，较黏稠，量多，胸闷气短，难以平卧，体温38.7℃，口渴饮不多，有轻度恶风寒，便干燥。

检查：桶状胸。X线片：两肺透过度增强，膈肌下降，穹隆低平，两肺纹理紊乱，增粗。白细胞 $15.8 \times 10^9/L$，中性粒细胞87%。舌稍淡紫，舌边尖红，苔黄白而稍腻，脉弦滑稍数。

西医诊断：慢性阻塞性肺病。

中医诊断：肺胀，痰热内蕴。

治法：清热化痰，止咳平喘。

处方：麻杏石甘汤与五味消毒饮加减。

麻黄 10g	杏仁 12g	生石膏 20g	黄芩 15g
金银花 20g	紫花地丁 15g	蒲公英 15g	野菊花 10g
紫背天葵 12g	浙贝 15g	胆南星 10g	法半夏 10g

7剂，水煎服，1日1剂，早晚分服。

二诊(1977年10月22日)：胸闷气短减轻,痰较白,量明显减少,已不恶寒,便已正常,口渴不显,体温36.8℃,前方麻黄改6g、生石膏15g,继服7剂。

三诊(1977年10月29日)：诸症基本消退,只有轻咳,少量白痰,动则气短,脉弦稍滑,六味地黄汤按比例加五味子15g、蛤蚧15g、丹参15g共为细末,炼蜜为水蜜丸,每次服9g,日2次,巩固疗效,减少复感。

案三、刘某,男,56岁,1978年4月11日初诊。

主诉：咳嗽喘憋半个月。

现病史：半个月前咳嗽喘憋,诊为慢阻肺、肺部感染住院治疗,虽基本缓解,但现在仍有胸闷,气短,喘,咳嗽痰较多,呈白色,脘痞易恶心,纳少,身倦,四肢沉重,大便不成形,日行两三次,多在饭后解便。舌质淡黯偏胖润,苔白腻,脉沉滑细。

西医诊断：慢性阻塞性肺病。

中医诊断：肺胀,肺脾两虚,肾不纳气。

治法：化痰降气,健脾益肺。

处方：苏子降气汤合六君子汤加减。

紫苏子12g	陈皮15g	法半夏10g	肉桂5g
前胡10g	厚朴10g	当归12g	甘草10g
茯苓15g	生姜10g	白芥子15g	莱菔子15g
白术15g	党参15g		

7剂,水煎服,1日1剂,早晚分服。

二诊(1978年4月18日)：胸闷咳嗽减轻,已不喘,痰量减少,脘痞已好转,饮食有增,大便日行1、2次,仍不太成形,苔白稍腻。前方当归改10g、茯苓改20g,加薏苡仁25g、五味子10g,14剂,水煎服。

三诊(1978年5月2日)：除早晚有点咳嗽,吐少量白痰外,其他诸症已除。二诊方肉桂改3g,加蛤蚧1对,7剂共为细面,炼蜜为水蜜丸,每次9g,日两次服。

案四、高某,男,55岁,1979年10月20日初诊。

主诉：咳嗽喘憋18年,加重月余。

现病史:咳嗽喘憋胸前不适 18 年,近 1 个月明显加重,出现 4 次胸闷喘憋,现仍有咳嗽,痰少量,胸闷气短,时心慌,憋气,有时憋醒坐起,心前区隐痛,自服速效救心丸可缓解,多在活动多或生气时易出现。舌质紫黯,舌下有瘀血征,苔白稍腻,脉细涩。

检查:X 线片有肺动脉增宽,左右心室均偏大,主动脉弓增宽有钙化,肺透过度增强,膈肌下降,肋膈角变钝。肺纹理增粗。心电图有肺性 P 波,V5~V6 ST 段下移 >0.05mV。血总胆固醇 7.5mmol/L。

西医诊断:慢性气管炎肺气肿早期、肺心病、冠心病。

中医诊断:肺胀,胸痹,痰瘀互结。

治法:活血化瘀,理气止痛,化痰止咳。

处方:血府逐瘀汤加减。

当归 12g	生地 15g	桃仁 15g	红花 10g
枳壳 15g	赤芍 15g	柴胡 12g	川芎 10g
桔梗 20g	牛膝 15g	生蒲黄^{包煎}10g	五灵脂 12g
陈皮 15g	法半夏 15g	茯苓 15g	决明子 20g
五味子 10g			

7 剂,水煎服,1 日 1 剂,早晚分服。

二诊(1979 年 10 月 27 日):咳嗽、痰症及胸闷气短均好转,没出现胸前区不适或痛感。其他无不适,效不更方,前方 14 剂继服。

三诊(1979 年 11 月 10 日):轻咳有少量痰,动则有气短改善,快走则气短明显。舌淡黯,舌下静脉略粗,苔薄白。以益肾健脾、止咳化痰兼活血化瘀之法。

处方:

熟地 20g	山茱萸 15g	五味子 12g	党参 15g
炒白术 15g	陈皮 15g	茯苓 20g	甘草 10g
枳壳 15g	葛根 15g	丹参 15g	炒莱菔 20g
地龙 10g	石菖蒲 15g	降香 5g	

7 剂,加蛤蚧 3 对,共为细末,炼蜜为水蜜丸,每次服 9g,日 3 次,扶正祛余邪巩固疗效。

【按】

肺胀是以"咳而上气"之症而得名,它概括和包含了可引起咳、痰、喘、肿、满诸症而兼肺气上逆的一系列肺系疾病。突出的症状表现是肺气阻塞、呼多吸少的"上气"症状,西医学中在阻塞性肺气肿的基础上合并感染,甚而由此发展到慢性肺源性心脏病。此病多始于感冒、慢性咳嗽等,经久不愈,故提出防治呼吸四病。在呼吸四病中,慢性阻塞性肺疾病(慢阻肺)使肺之娇脏受损,宣降功能失常,甚至影响肺朝百脉,出现肺血瘀滞、心失所养诸症;久而及肝肾:肝血瘀,失疏泄条达,更乘脾,脾健运进一步失职,痰更盛;肾失摄纳,其气吸之更少,肾不纳气则无根,故气喘更甚,开阖失司,尿始多而转少,水溢泛滥而浮肿频见。本病是属常见病、多发病,经过多年防治取得明显效果。在临床中往往采用分证治疗。栗德林教授在治疗时一般分四个证候群辨治,案一是素有痰饮之疾复感寒邪而发的寒饮内停之证,用小青龙汤加二陈汤加减治疗,效果屡用屡验,加三子养亲汤中的莱菔子,具有降低肺动脉压的作用。案二是在慢性支气管炎、肺气肿基础上复感外邪致痰热壅肺,虽有轻度恶风寒,但以热为主,痰黄白黏稠量多,用麻杏石甘汤以解决"寒包火"之证,更加五味消毒饮加味清热解毒涤痰。两方合用相得益彰。五味消毒饮对肺部急性感染疗效是肯定的。案三是肺脾同病之症,即在肺气肿的基础上,脾虚证明显,脾为生痰之本,肺为贮痰之器,脾虚则聚湿成痰,痰涎壅盛,则出现胸闷气短基础上痰多色白,脘痞恶呕,纳少,便溏不成形,脾主四肢,主肌肉,则见四肢沉重,身倦乏力,治当肺脾同治,方能奏效。案四是肺胀中的重症,已有"久病入络""内舍于心"之症,单纯化痰止咳、理气止痛已不能使病缓解,当用活血化瘀才能通脉除痹。

肺　痈

肺痈是指由于热毒瘀结于肺,以致肺叶生疮,肉败血腐,形成脓疡,以发热,咳嗽,胸痛,咯吐腥臭浊痰,甚则咯吐脓血痰为主要临床表现的一种病证。本病由感受外邪,内犯于肺,或痰热素盛,蒸灼肺脏,以致热壅血瘀,血败肉腐化脓而成肺痈。感受外邪多为风热外邪自口鼻或皮毛侵犯于肺所致,正如《类证治裁·肺痿肺痈》所说:"肺痈者,咽干吐脓,因风热客肺蕴毒成痈。"或因风寒袭肺,未得及时表散,内蕴不解,郁而化热所致。《张氏医通·肺痈》曾说:"肺痈者,由感受风寒,未经发越,停留胸中,蕴发为热。"肺脏受邪热熏灼,肺气失于清肃,血热壅聚而成。痰热素盛,平素嗜酒太过或嗜食辛辣炙煿厚味,酿湿蒸痰化热,熏灼于肺;或肺脏宿有痰热,或他脏痰浊瘀结日久,上干于肺,形成肺痈。若宿有痰热蕴肺,复加外感风热,内外合邪,则更易引发本病。劳累过度,正气虚弱,则卫外不固,外邪易乘虚侵袭,是致病的重要内因。本病的病理演变过程,可以随着病情的发展,邪正的消长,表现为初期、成痈期、溃脓期、恢复期等不同阶段。

【辨证论治】

本病病性为热毒瘀结于肺,但应辨别痰、热、毒、瘀的主次及注意有无气阴的伤耗。本病属于邪实证候,但各个病期的病机重点有所差异,故应结合病程和临床表现分辨出初期、成痈期、溃脓期、恢复期,为临床治疗提供依据。清热散结,解毒排脓以祛邪,是治疗肺痈的基本原则。临床上多用分期辨证论治。

初期:发热微恶寒,咳嗽,咯黏液痰或黏液脓性痰,痰量由少渐多,胸痛,咳时尤甚,呼吸不利,口干鼻燥,舌苔薄黄或薄白,脉浮数而滑。治法:清热散邪。方药:银翘散加减。

成痈期:热甚,振寒,继而壮热不寒,汗出烦躁,咳嗽气急,胸满而痛,转侧不利,咳吐浊痰,呈现黄绿色,自觉喉间有腥味,口干咽燥,舌苔黄腻,脉滑数。治法:清肺化瘀消痈。方药:千金苇茎汤合温胆汤加减。

溃脓期:突然咯吐大量血痰,或痰如米粥,腥臭异常,有时咯血,胸中烦满而痛,甚则气喘不能平卧,仍身热面赤,烦渴喜饮,舌质红,苔黄腻,脉滑数或数实。治法:排脓解毒。方药:加味桔梗汤加减。

恢复期:身热渐退,咳嗽减轻,咯吐脓血渐少,臭味亦减,痰液转为清稀,或见胸胁隐痛,难以久卧,气短乏力,自汗,盗汗,低热,午后潮热,心烦,口干咽燥,面色不华,形瘦神疲,舌质红或淡红,苔薄,脉细或细数无力。治法:益气养阴清肺。方药:沙参清肺汤合竹叶石膏汤加减。

【临床验案】

许某,女,41岁,2012年10月25日初诊。

主诉:咳嗽、咯腥臭浊痰反复发作2年,再发伴发热2天。

现病史:患者2年前开始反复感冒,咳嗽,咯吐腥臭浊痰,发热,偶有痰中带血,当时胸片示:左下肺支气管扩张。每次发作时给予抗感染治疗,症状缓解。2天前受凉后又出现发热,体温38.8℃,咳嗽,胸痛,咯吐腥臭浊痰,痰呈黄绿色,咽干痒,性急易怒,心烦,少寐,经输液抗炎治疗后热退,其余症状仍不减,故来诊寻求中医治疗。舌黯稍红,苔薄白,脉浮细数。

西医诊断:支气管扩张合并感染。

中医诊断:肺痈成痈期,痰热内蕴。

治法:清肺化痰消痈。

处方:千金苇茎汤合温胆汤加减。

芦根20g	冬瓜仁10g	鱼腥草30g	陈皮15g
法半夏10g	茯苓15g	竹茹10g	枳壳15g
麦冬15g	桔梗20g	射干15g	金荞麦15g
夜交藤30g	合欢花15g	生龙齿15g	远志15g

7剂,水煎服,1日1剂,早晚分服。

二诊(2012年11月1日):咳嗽减轻,仍咯腥臭黄痰,咽干痒稍减。近期胸片示:双侧肺底支气管扩张。舌淡红,苔薄白,脉弦细。

处方:

陈皮15g	法半夏10g	茯苓15g	射干10g
枳壳15g	竹茹10g	芦根20g	黄芩15g
麦冬15g	枇杷叶12g	桑白皮20g	杏仁10g
冬瓜仁10g	鱼腥草20g	地龙10g	荆芥15g
金荞麦15g			

7剂,水煎服,1日1剂,早晚分服。

三诊(2012年11月8日):咳嗽减轻,时有刺激性咳嗽,咯少量白痰,已无腥臭黄痰,仍咽干痒。舌淡红,苔薄白,脉弦滑。

处方:

陈皮 15g	法半夏 10g	茯苓 20g	甘草 10g
枳壳 15g	竹茹 10g	芦根 15g	冬瓜仁 12g
桔梗 20g	白前 15g	地龙 10g	金荞麦 20g
射干 15g	麻黄 6g	蒲公英 20g	桑白皮 15g
鱼腥草 20g			

7剂,水煎服,1日1剂,早晚分服。

四诊(2012年11月15日):咳嗽明显减轻,已无咯痰,咽干痒,眠不实,多梦。舌淡黯,苔薄白,脉弦细。

处方:

陈皮 15g	法半夏 10g	茯苓 20g	甘草 10g
枳壳 15g	竹茹 10g	金荞麦 20g	射干 15g
沙参 15g	麦冬 15g	枇杷叶 15g	合欢花 15g
夜交藤 30g	桂圆肉 15g	炒白术 15g	冬瓜仁 15g

7剂,水煎服,1日1剂,早晚分服。

【按】

本例肺痈是支气管扩张合并感染引起,其形成是由于反复外感,邪热壅于肺不得泄,以致蒸液成痰,热壅血瘀,肉腐血败,成痈化脓。肺痈一般要经历初期、成痈期、溃脓期和恢复期四个阶段,若能早期诊断治疗,力争将病变控制在成脓以前,疗效较佳。但是由于肺痈初期表现类似感冒,一般多以感冒论治,亦未能进一步行相关检查,明确诊断。肺痈初期表现与风热感冒有相似之处,按风热感冒论治可使部分症状减轻,但往往是病重药轻,未能完全奏效。本例患者在来诊时即已发展为成痈期的表现,属实热,治疗以清肺化痰消痈立法,方投千金苇茎汤合温胆汤加减治疗,诸症渐除。千金苇茎汤为治疗肺痈之良方,历代医家甚为推崇,不论肺痈之将成或已成皆可使用。用于肺痈脓未成者,服之可使消散;脓已成者,可使肺热清、痰瘀化,脓液外排,痈渐痊愈。鱼腥草、金荞麦均为单用有效之清热排痰药物,国医大师朱良春曾发掘民间中医师成云龙,其以擅治肺脓疡著称,所用秘方主药便是铁脚将军草(金荞麦)。对于下呼吸道感染,栗德林教授还喜用地锦草、松萝等。

患者兼有心烦少寐,以温胆汤理气化痰,养心安神,二方加减合用,相得益彰,效如桴鼓。若已成脓又当解毒排脓,使脓疡易溃,脓血易引流。在恢复期应清养并举,既不能继续投以大剂清热解毒之品以伤正,又不能单纯补益而敛邪;若邪敛正虚,则应扶正祛邪。而清热法要贯穿治疗的全过程,务求邪去正复为要。一般情况下,本病是按照初期、成痈期、溃脓期和恢复期的病势发展规律进行转归,溃脓期是病情顺逆的转折期,其关键在于脓液能否通畅排出。凡脓得畅泄,脓血稀而渐少,臭味转淡,胸胁痛渐减,坐卧如常,身热随脓泄而降,溃后精神渐振,食欲增加,脉象渐静,病势为顺;脓血排泄不畅,臭味如败卵,腥臭异常,气喘鼻煽,胸痛不减,坐卧不安,声音嘶哑,身热不退,饮食少进,精神疲乏,脉短涩或弦急,病势为逆。溃脓阶段若发生大量咯血,应警惕血块阻塞气道,或气随血脱的危象,发生时当按照"咯血证"治疗,采取相应的急救措施。如脓溃后流入胸腔,形成脓胸,是为恶候,当中西医结合、内外科双管齐下。此外如迁延转为慢性,有手术指征者,可请外科处理。

胃　脘　痛

　　胃脘痛是由于胃气阻滞,胃络瘀阻,胃失所养,不通则痛导致的以上腹胃脘部发生疼痛为主症的一种脾胃肠病证。主要症状:不同程度和性质的胃脘部疼痛。次要症状:可兼有胃脘部胀满、胀闷、嗳气、吐酸、纳呆、胁胀、腹胀等。本病可见于任何年龄段,以中青年多见,常反复发作,发病前多有明显的诱因——天气变化、恼怒、劳累、饥饿、进食生冷干硬辛辣醇酒,或服用有损脾胃的药物等。

【辨证论治】

　　肝胃气滞:胃脘胀满或胀痛,胁肋胀痛,症状因情绪因素诱发或加重,嗳气频作,胸闷不舒,舌苔薄白,脉弦。治法:疏肝理气。方药:柴胡疏肝散加减。中成药:气滞胃痛颗粒、胃苏颗粒等。

　　肝胃郁热:胃脘饥嘈不适或灼痛,心烦易怒,嘈杂反酸,口干口苦,大便干燥,舌质红苔黄,脉弦或弦数。治法:疏肝清热。方药:化肝煎合左金丸加减。

　　脾胃湿热:脘腹痞满,食少纳呆,口干口苦,身重困倦,小便短黄,恶心欲呕,舌质红,苔黄腻脉滑或数。治法:清热化湿。方药:黄连温胆汤加减。

脾胃气虚:胃脘胀满或胃痛隐隐,餐后明显,饮食不慎后易加重或发作,纳呆、疲倦乏力,少气懒言,四肢不温,大便溏薄,舌淡或有齿印,苔薄白,脉沉弱。治法:健脾益气。方药:香砂六君子汤加减。

脾胃虚寒:胃痛隐隐,绵绵不休,喜温喜按,劳累或受凉后发作或加重,泛吐清水,神疲纳呆,四肢倦怠,手足不温,大便溏薄,舌淡苔白,脉虚弱。治法:温中健脾。方药:黄芪健中汤合理中汤加减。

胃阴不足:胃脘灼热疼痛,胃中嘈杂,似饥而不欲食,口干舌燥,大便干结,舌红少津或有裂纹,苔少或无,脉细或数。治法:养阴益胃。方药:沙参麦冬汤加减。

胃络瘀阻:胃脘痞满或痛有定处,胃痛拒按,黑便,面色黯滞,舌质黯红或有瘀点、瘀斑,脉弦涩。治法:活血通络。方药:丹参饮合失笑散加减。

【临床验案】

案一、田某,男,39 岁,初诊 2009 年 7 月 30 日初诊。

主诉:胃脘痛反复发作 2 年余。

现病史:胃脘痛已 2 年余,嗳气,时有反酸,矢气较多,身倦乏力,畏冷。胃镜检查:胃窦部慢性糜烂性胃炎。B 超示有中度脂肪肝。舌淡黯,苔薄白,脉弦细。

西医诊断:慢性糜烂性胃炎。

中医诊断:胃脘痛,寒热错杂。

治法:辛开苦降,和中止痛。

处方:

党参 20g	黄连 10g	法半夏 10g	黄芩 12g
干姜 10g	炙延胡索 15g	甘草 10g	川楝子 12g
仙灵脾 15g	炒莱菔 20g	海螵蛸 15g	白花蛇舌草 20g
枳壳 15g	蒲公英 15g		

7 剂,水煎服,1 日 1 剂,早晚分服。

二诊(2009 年 8 月 6 日):胃脘痛、嗳气、频频矢气等症状均明显减轻,现胃部仍怕凉,身倦,时有精神不畅。舌偏黯,苔薄白,脉弦无力。

党参 20g	黄连 10g	黄芩 12g	干姜 10g
炙甘草 10g	法半夏 10g	炙延胡索 15g	菖蒲 15g
郁金 15g	丹参 15g	仙茅 15g	车前子[包]15g
仙灵脾 15g	海螵蛸 15g	柴胡 12g	合欢皮 20g

14 剂,水煎服,1 日 1 剂,早晚分服。

三诊(2009 年 8 月 20 日):只感肋部偶有不适,舌淡黯,黄薄白,脉沉细。

党参 15g	茯苓 20g	炒白术 15g	炙甘草 10g
香附 12g	砂仁 10g	炮姜 8g	柴胡 15g
枳壳 15g	白芍 15g	炙延胡索 15g	法半夏 10g
黄连 10g	决明子 20g	丹参 15g	仙灵脾 20g

7 剂,水煎服,1 日 1 剂,早晚分服。

四诊(2009 年 9 月 16 日):临床症状均消失,舌淡红,脉沉细。为巩固疗效,治愈慢性胃炎和改善脂肪肝。

党参 20g	黄连 10g	黄芩 15g	炙延胡索 15g
法半夏 10g	炙甘草 10g	干姜 10g	焦三仙[各]15g
莱菔子 15g	白芷 12g	白术 15g	山药 20g
夜交藤 30g	枳壳 15g	决明子 30g	合欢皮 20g
丹参 15g	柴胡 12g	鸡内金 15g	白花蛇舌草 20g

7 剂,烘干,共为细粉,装 0 号胶囊,每粒 0.5g,每次 6 粒,日 3 次服。

案二、张某,男,53 岁,2012 年 8 月 27 日初诊。

主诉:胃脘痛反复发作 20 年,加重 2 周。

现病史:近 20 年来,因饮冷和发怒出现胃痛,夜间明显,左侧为著,食后则减,近 2 周痛甚,难以入睡,晨起后减,痛时喜温喜按,便偏软,痛时下腹部胀,胃镜:糜烂性胃炎,十二指肠炎,胃窦息肉。舌黯红,苔薄润,脉沉弦。

西医诊断:糜烂性胃炎,十二指肠炎。

中医诊断:胃脘痛,肝脾不调。

治法:疏肝理气,健脾温中。

处方:

木香 10g	砂仁 12g	党参 20g	白术 15g
茯苓 15g	甘草 10g	高良姜 10g	香附 12g
延胡索 15g	川楝子 12g	白芷 12g	白芍 20g
九香虫 10g	鸡内金 10g	白花蛇舌草 20g	蒲公英 20g

7 剂,水煎服,1 日 1 剂,早晚分服。

后电话诉症状大减,因不便来京,在当地照方抓药巩固疗效。

【按】

案一为寒热错杂证,栗德林教授以半夏泻心汤治之,并指出胃脘痛、痞满病名不同,主症不同,但其病机、病候有相当一部分具有相同之处,二者皆可出现寒热错杂之象。临床见其胃强脾弱诸症,则皆可以半夏泻心汤加减治疗,其效果颇佳。案二为脾胃虚寒兼有肝郁,治以香砂四君子汤合良附丸佐以疏肝行气止痛之品获效。对于胃脘痛、痞满、慢性腹痛、泄泻、呃逆等病,病名和主要临床表现虽不同,但其核心病机类似,只要有是证,即可以此方加减治之,均可参照论治,不必拘泥,其中尤以肝脾不调、寒热错杂多见。

泄 泻

泄泻是以大便次数增多,粪质稀薄,甚至泻出如水样为临床特征的一种脾胃肠病证。泄与泻在病情上有一定区别,粪出少而势缓,若漏泄之状者为泄;粪大出而势直无阻,若倾泻之状者为泻,然近代多泄、泻并称,统称为泄泻。泄泻以大便清稀为临床特征,或大便次数增多,粪质清稀;或便次不多,但粪质清稀,甚至如水状;或大便清薄,完谷不化,便中无脓血。泄泻之量或多或少,泄泻之势或缓或急。常兼有脘腹不适,腹胀腹痛肠鸣,食少纳呆,小便不利等症状。起病或缓或急,常有反复发作史。致泻的病因是多方面的,主要有感受外邪,饮食所伤,情志失调,脾胃虚弱,命门火衰等。这些病因导致脾虚湿盛,脾失健运,大小肠传化失常,升降失调,清浊不分,而成泄泻。

【辨证论治】

肝郁脾虚:每因情志怫郁即腹痛肠鸣泄泻,泻后痛减,脘痞胸闷,急躁,易怒,嗳气少食,舌边红,苔薄白,脉弦。治法:抑肝扶脾。推荐方药:痛泻要方加减。中成药:加味逍遥丸、舒肝丸等。

脾胃虚弱:腹痛隐隐,胸闷不舒,餐后即泻,大便时溏时泻,夹有黏液,面色萎黄,肢体倦怠,舌淡苔白,脉沉细弱。治法:健脾益气。推荐方药:参苓白术散加减。中成药:参苓白术丸等。

脾肾阳虚:晨起腹痛即腹泻,完谷不化,腹部冷痛,得温痛减,形寒肢冷,腰膝酸软;不思饮食,舌淡胖,苔白滑,脉沉细。治法:温补脾肾。推荐方药:附子理中汤合四神丸加减。中成药:附子理中丸等。

脾虚湿盛:大便时溏时泻,餐后即泻,夹有黏液,腹痛隐隐,绵绵不休,劳累或受凉后发作或加重,神疲纳呆,四肢倦怠,舌淡边有齿痕,苔白腻,脉虚弱。治法:健脾祛湿。推荐方药:香砂枳术丸加减。中成药:香砂六君子丸等。

【临床验案】

案一、刘某,男,26岁,2012年5月28日初诊。

主诉:大便不成形3年。

现病史:大便不成形3年,1日1~2次,时有腹胀,考试前、紧张时便溏,纳谷不馨,少寐。舌淡黯苔薄,脉沉细。

西医诊断:肠易激综合征。

中医诊断:泄泻,脾虚食积。

治法:健脾益气,消食导滞。

处方:

党参 15g	炒白术 15g	陈皮 10g	枳实 10g
神曲 10g	炒麦芽 15g	鸡内金 10g	五味子 6g
茯苓 12g	山药 15g	炒莱菔 10g	焦山楂 15g

7剂,水煎服,1日1剂,早晚分服。

二诊(2012年6月5日):药后腹胀已无,大便已成形,每日1次,仍偏软,偶有心悸,睡眠多梦,舌淡黯,苔薄白,脉沉细。

处方:人参归脾丸2盒,早晚各1丸。

案二、潘某,男,46 岁,2010 年 8 月 5 日初诊。

主诉:腹泻 1 个月。

现病史:肠易激综合征病史,近 1 个月来喝凉啤酒而发,现每晚便 6~7 次,少腹不适,畏冷。舌淡黯,苔薄白,脉沉弦。

西医诊断:肠易激综合征。

中医诊断:泄泻,脾肾阳虚。

治法:温补脾肾,固肠止泻。

处方:

党参 20g	炙甘草 10g	炒白术 15g	干姜 10g
炙附子 10g	乌梅 15g	肉桂 3g	罂粟壳 6g
枳壳 15g	焦三仙^各15g	补骨脂 20g	肉豆蔻 20g
大枣 15g	五味子 10g	吴茱萸 6g	炒莱菔子 20g

7 剂,水煎服,1 日 1 剂,早晚分服。

二诊(2010 年 8 月 16 日):诉便有改善,自行照前方续服 7 剂。现大便次数明显减少,近 2 天便溏,仍畏冷。舌淡紫而胖,苔薄白,脉沉细。

处方:

党参 20g	炙甘草 10g	炒白术 15g	干姜 10g
炙附子 10g	乌梅 10g	肉桂 2g	枳壳 15g
补骨脂 15g	肉豆蔻 15g	五味子 10g	仙灵脾 15g
枳实 15g	鸡内金 15g	鸡血藤 20g	山药 20g
炒薏苡仁 25g			

7 剂,水煎服,1 日 1 剂,早晚分服。

三诊(2010 年 8 月 23 日):诸症好转,大便时溏,时脐周怕凉,身倦。舌淡紫而胖,苔薄白,脉沉弦。

处方:

党参 20g	炒白术 15g	炙黄芪 30g	黄连 12g
法半夏 10g	陈皮 15g	茯苓 20g	泽泻 15g
防风 10g	羌活 12g	柴胡 15g	白芍 20g
大枣 15g	炮姜 8g	仙灵脾 15g	乌梅肉 15g

山药 20g   苍术 15g   炒薏苡仁 25g   补骨脂 20g

7剂,水煎服,1日1剂,早晚分服。

蒙脱石散 2盒,每次1包,日2次。

【按】

案一为心脾两虚之证,脾气亏虚,运化无力,气机郁滞,故见便溏、腹胀、纳呆,由健脾益气、消食导滞入手获效,后以人参归脾丸滋补心脾善后。案二为脾肾阳虚之证,畏冷,遇凉则泻,以健脾温肾、涩肠止泻为法治疗,方用粟德林教授自拟经验方双补止泻汤(处方见后"经验效方"中)加减。粟德林教授多喜用附子理中汤、四神丸等方,佐以乌梅、五味子、罂粟壳等收涩之品,肠易激综合征多与情志因素有关,故治疗时兼顾疏肝理气,以防木乘脾土,每获良效。

便　　秘

便秘是指由于大肠传导功能失常导致的,以大便排出困难,排便时间或排便间隔时间延长为临床特征的一种大肠病证。便秘既是一种独立的病证,也是一个在多种急慢性疾病过程中经常出现的症状,本节仅讨论前者。中医药对本病证有着丰富的治疗经验和良好的疗效。便秘的病因是多方面的,其中主要有外感寒热之邪,内伤饮食情志,病后体虚,阴阳气血不足等。本病病位在大肠,并与脾、胃、肺、肝、肾密切相关。脾虚传送无力,糟粕内停,致大肠传导功能失常,而成便秘;胃与肠相连,胃热炽盛,下传大肠,燔灼津液,大肠热盛,燥屎内结,可成便秘;肺与大肠相表里,肺之燥热下移大肠,则大肠传导功能失常,而成便秘;肝主疏泄气机,若肝气郁滞,则气滞不行,腑气不能畅通;肾主五液而司二便,若肾阴不足,则肠道失润,若肾阳不足,则大肠失于温煦而传送无力,大便不通,均可导致便秘。

【辨证论治】

实秘

肠胃积热:大便干结,腹胀腹痛,面红身热,口干口臭,心烦不安,小便短赤,舌红苔黄燥,脉滑数。治法:泻热导滞,润肠通便。方药:麻子仁丸。本型可用番泻叶3~9g开水泡服,代茶随意饮用。

气机郁滞:大便干结,或不甚干结,欲便不得出,或便而不畅,肠鸣矢气,腹中胀痛,胸胁满闷,嗳气频作,饮食减少,舌苔薄腻,脉弦。治法:顺气导滞。方药:六磨汤。

阴寒积滞:大便艰涩,腹痛拘急,胀满拒按,胁下偏痛,手足不温,呃逆呕吐,舌苔白腻,脉弦紧。治法:温里散寒,通便导滞。方药:大黄附子汤。

虚秘

气虚:粪质并不干硬,也有便意,但临厕排便困难,需努挣方出,挣得汗出短气,便后乏力,体质虚弱,面白神疲,肢倦懒言,舌淡苔白,脉弱。治法:补气润肠,健脾升阳。方药:黄芪汤。气虚甚者,可选用红参;若气虚下陷脱肛,则用补中益气汤;若肺气不足,可加用生脉散;若日久肾气不足,可用大补元煎。

血虚:大便干结,排出困难,面色无华,心悸气短,健忘,口唇色淡,脉细。治法:养血润肠。方药:润肠丸。若兼气虚,可加白术、党参、黄芪益气生血,若血虚已复,大便仍干燥,可用五仁丸润滑肠道。

阴虚:大便干结,如羊屎状,形体消瘦,头晕耳鸣,心烦失眠,潮热盗汗,腰酸膝软,舌红少苔,脉细数。治法:滋阴润肠通便。方药:增液汤。若胃阴不足,口干口渴,可用益胃汤;若肾阴不足,腰酸膝软,可用六味地黄丸。

阳虚:大便或干或不干,皆排出困难,小便清长,面色㿠白,四肢不温,腹中冷痛,得热痛减,腰膝冷痛,舌淡苔白,脉沉迟。治法:温阳润肠。方药:济川煎。可加肉桂以增温阳之力。若老人虚冷便秘,可用半硫丸;若脾阳不足,中焦虚寒,可用理中汤加当归、芍药;若肾阳不足,可选用金匮肾气丸或右归丸。

便秘尚有外导法,如《伤寒论》中的蜜煎导法,对于大便干结坚硬者,皆可配合使用。

【临床验案】

案一、徐某,女,62岁,2010年3月20日初诊。

主诉:大便干20年。

现病史:近20年食后腹胀,大便干结,5~7日一行,曾长期服番泻叶,现不服泻药则大便不下,易疲乏,易起口疮,口中味大,腰以下觉凉。糖尿病20年,血糖控制尚可,长期口服格华止、拜糖平治疗。舌淡黯,苔白厚,脉沉弦。

西医诊断:糖尿病性胃轻瘫。

中医诊断:便秘,肠燥气滞,上热下寒。

治法:润肠通便。

处方:

火麻仁 15g	酒大黄 10g	肉苁蓉 20g	生白术 60g
枳实 15g	厚朴 10g	党参 15g	茯苓 15g
炙甘草 10g	法半夏 10g	陈皮 15g	黄连 15g
大腹皮 15g	鸡内金 15g	当归 15g	生地 20g

14剂,水煎服,1日1剂,早晚分服。

电话反馈药后大便1~2日1次,予去大黄,加虎杖15g续服14剂。

案二、康某,女,72岁,2012年7月30日初诊。

主诉:大便不畅10余年。

现病史:大便不畅10余年,服中药治疗,加大黄则便稀,日3次,去大黄则又干燥发滞,腹胀,口干,眼干,少寐。舌淡黯,苔白微黄,脉沉弦。

西医诊断:便秘。

中医诊断:便秘,心脾两虚。

治法:补益心脾。

处方:木香槟榔丸合归脾汤加减。

木香 10g	槟榔 15g	青皮 12g	陈皮 15g
枳实 15g	炒麦芽 20g	生白术 50g	川楝子 15g
决明子 20g	鸡血藤 15g	大血藤 20g	肉苁蓉 25g
夜交藤 30g	桂圆肉 15g	炒枣仁 30g	桔梗 20g

7剂,水煎服,1日1剂,早晚分服。

二诊(2012年8月13日):服上方后诸症缓解,近日又便不畅,需用开塞露,口干,口有异味,易反酸,少寐,小便少。舌淡黯,苔白干黄,脉沉弦。

处方:

木香 10g	槟榔 15g	青皮 15g	陈皮 15g

枳壳 12g	炒麦芽 30g	生白术 50g	肉苁蓉 30g
当归 15g	白芍 20g	大血藤 20g	鸡内金 15g
北沙参 15g	合欢皮 20g	石菖蒲 15g	车前子^包15g

7 剂,水煎服,1 日 1 剂,早晚分服。

【按】

便秘是临床上的常见病证,以大便排出困难,排便时间或 / 及排便间隔时间延长,大多粪质干硬为临床特征。便秘的病因主要有外感寒热之邪,内伤饮食情志,病后体虚,阴阳气血不足等。本病病位在大肠,并与脾胃肺肝肾密切相关。形成便秘的基本病机是邪滞大肠,腑气闭塞不通或肠失温润,推动无力,导致大肠传导功能失常。其治疗当分虚实,原则是实证以祛邪为主,据热、冷、气秘之不同,分别施以泻热、温散、理气之法,辅以导滞之品;虚证以养正为先,依阴阳气血亏虚的不同,主用滋阴养血,益气温阳之法,酌用甘温润肠之药。大便干结,解便困难,可用下法,但注意应在辨证论治基础上辅以下法,并以润下为基础,个别证型虽可暂用攻下之药,也以缓下为宜,以大便软为度,不得一见便秘,便用大黄,芒硝,巴豆,牵牛之属,以防愈下愈结。案一为上热下寒,虚实夹杂,既往糖尿病史。栗德林教授指出,糖尿病患者胃肠道症状其一由糖尿病并发神经病变引起,可出现便秘、腹泻、腹胀、胃肠蠕动减弱,胃肠轻瘫,其二多由口服降糖药副作用引起,如二甲双胍常引起便溏,阿卡波糖因其作用机制造成消化不良从而引起腹胀、便溏或便秘,治疗时既要顾及促进胃肠功能的恢复,又要顾及消渴病本病,防止耗伤气阴。该患者以气虚传导无力为主,治以香砂六君丸配合润肠通便之品,栗德林教授喜采用京城四小名医之一——魏龙骧先生重用生白术通便的经验,通常生白术用到 50~90g,伍以枳实、厚朴等导滞理气之品,配合肉苁蓉、当归等养血润肠通便。案二亦为虚实夹杂,以木香槟榔丸合归脾汤加减治之。

汗　　证

汗证是指由于阴阳失调,腠理不固,而致汗液外泄失常的病证。不受外界环境因素的影响,而白昼时时汗出,动辄益甚者,称为自汗;寐中汗出,醒来自止者,称为盗汗,亦称为寝汗。正常的出汗是人体的生理现象,本节所论述的自汗、盗汗,均为汗液过度外泄的病理现象。除了伴见于其他疾病过程中的出汗过多,引起自汗、盗汗的病因病机主要有以下几个方面:肺气不足,素体薄弱,营卫不和,心血不足,阴虚火旺,邪热郁蒸。

【辨证论治】

肺卫不固:汗出恶风,稍劳汗出尤甚,易于感冒,体倦乏力,面色少华,脉细弱,苔薄白。治法:益气固表。方药:玉屏风散。气虚甚者,加党参、黄精益气固摄。兼有阴盛而见舌红、脉细数者,加麦冬、五味子养阴敛汗。气血不足,体质虚弱,而症见汗出,恶风,倦怠乏力,面色不华,舌质淡,脉弱者,可改用大补黄芪汤以补益气血,固表敛汗。

营卫不和:汗出恶风,周身酸楚,时寒时热,或表现半身、局部出汗,苔薄白,脉缓。治法:调和营卫。方药:桂枝汤。汗出多者,酌加龙骨、牡蛎固涩敛汗。兼气虚,加黄芪益气固表。兼阳虚者,加附子温阳敛汗。半身或局部出汗者,可配合甘麦大枣汤之甘润缓急进行治疗。营卫不和而又表现为倦怠乏力,汗出多,少气懒言,舌淡,脉弱等气虚症状者,可改用黄芪建中汤益气建中,调和营卫。由瘀血阻滞导致者,兼见心胸不适,舌质紫黯或有瘀点、瘀斑,脉弦或涩等症者,可改用血府逐瘀汤理气活血,疏通经络营卫。

心血不足:自汗或盗汗,心悸少寐,神疲气短,面色不华,舌质淡,脉细。治法:补心养血。方药:归脾汤。汗出多者,加五味子、牡蛎、浮小麦收涩敛汗。血虚甚者,加制首乌、枸杞子、熟地补益精血。

阴虚火旺:夜寐盗汗或有自汗,五心烦热,或兼午后潮热,两颧色红,口渴,舌红少苔,脉细数。治法:滋阴降火。方药:当归六黄汤。汗出多者,加牡蛎、浮小麦、糯稻根固涩敛汗。潮热甚者,加秦艽、银柴胡、白薇清退虚热。以阴虚为主,而火热不甚,潮热、脉数等不显著者,可改用麦味地黄丸补益肺肾,滋阴清热。

邪热郁蒸:蒸蒸汗出,汗液易使衣服黄染,面赤烘热,烦躁,口苦,小便色黄,舌苔薄黄,脉弦数。治法:清肝泄热,化湿和营。方药:龙胆泻肝汤。郁热较甚,小便短赤者,加茵陈清解郁热。湿热内蕴而热势不盛,面赤烘热、口苦等症不显著者,可改用四妙丸清热除湿。

【临床验案】

案一、杨某,男,47 岁,2012 年 4 月 26 日初诊。

主诉:夜间盗汗 20 余年。

现病史:夜间头部盗汗、夜尿多、耳鸣、入睡磨牙 20 余年,血脂异常,二便检查正常,手心热,脱皮。舌淡红,苔薄白,脉弦细。

西医诊断:神经官能症。

中医诊断:汗证,肝肾不足。

治法:滋补肝肾。

处方:

熟地 20g	山萸肉 15g	芡实 20g	莲须 15g
生龙牡^各15g	桑螵蛸 20g	当归 15g	升麻 6g
牡丹皮 15g	黄连 10g	天麻 15g	钩藤 20g
全蝎 10g	蜈蚣 2 条	独活 15g	生黄芪 30g

14 剂,水煎服,1 日 1 剂,早晚分服。

二诊(2012 年 9 月 10 日):药后磨牙已愈,半年未发。两手脱皮基本已愈,但手汗较多,近月来胸骨后感到气逆不出(有精神压力大因素),肩背部不适,畏冷。舌黯红,苔薄白,微黄,脉弦细。

处方:

柴胡 15g	白芍 20g	香附 15g	枳壳 15g
川芎 12g	陈皮 15g	郁金 15g	木香 10g
旋覆花^包15g	代赭石 15g	法半夏 10g	炙甘草 10g
苍术 15g	防风 10g		

7 剂,水煎服,1 日 1 剂,早晚分服。

案二、苏某,女,48 岁,2011 年 9 月 27 日初诊。

主诉:出汗较多半年。

现病史:近半年出汗较多,下肢亦发胀,有倦感,两手也在活动后肿胀感,怕冷,时有少量白痰,月经尚正常,口有异味,舌尖略红,苔白微黄,脉沉细。

西医诊断:神经官能症。

中医诊断:汗证,气虚寒湿。

治法:健脾益气,温化寒湿。

处方:

生黄芪 50g	生白术 20g	防风 10g	枳壳 15g
乌药 20g	桂枝 12g	鸡血藤 15g	陈皮 15g
法半夏 10g	茯苓 20g	牛膝 15g	木瓜 20g
路路通 15g	羌活 15g	炒薏苡仁 25g	车前子[包]20g

7剂,水煎服,1日1剂,早晚分服。

二诊:诸症有所缓解,口中仍有异味,出汗较前减少,舌淡红,苔白,脉沉细。

处方:

生黄芪 50g	生白术 15g	防风 10g	乌药 20g
桂枝 12g	鸡血藤 15g	陈皮 15g	法半夏 10g
茯苓 20g	炙甘草 10g	木瓜 15g	路路通 15g
藿香 15g	炒薏苡仁 25g	车前子[包]15g	山药 20g

7剂,水煎服,1日1剂,早晚分服。

案三、秦某,女,72岁,2010年11月11日初诊。

主诉:睡时出汗2周。

现病史:2周前感冒后开始睡时出汗多,出汗后心慌,喝热水手亦出汗,出汗时偶觉冷,畏风,已半月,月初时发热38℃,曾按上呼吸道感染治疗,白细胞数近半月逐渐下降,现2.7×10⁹/L,已无高热,午后、夜间偶有低烧,最高37.3℃,心烦,纳呆,口微苦,口干不欲饮,舌黯苔黄白,脉弦稍滑。

西医诊断:神经官能症。

中医诊断:汗证,气阴两虚,骨蒸汗出。

治法:益气养阴,清热除蒸。

处方:

| 当归 15g | 生黄芪 50g | 生地 15g | 熟地 15g |

黄柏 12g	黄连 15g	黄芩 15g	陈皮 10g
白术 20g	麻黄根 12g	浮小麦 50g	煅龙牡^各20g
麦冬 20g	五味子 10g	生晒参 12g	斑褐孔菌 15g

7 剂,水煎服,1 日 1 剂,早晚分服。

二诊:头部汗减,胸部汗仍较多,以盗汗为主,出汗前身热,手足热,汗后恶风,口干舌黯红,苔黄白,稍腻,脉弦滑。

处方:

秦艽 15g	鳖甲^{先煎}15g	地骨皮 15g	柴胡 12g
青蒿 20g	当归 15g	知母 15g	乌梅 12g
黄芪 50g	黄柏 12g	白术 15g	防风 6g
浮小麦 50g	麻黄根 12g	糯稻根 15g	煅龙牡^各15g
五味子 10g	麦冬 15g	党参 15g	柏子仁 15g
生薏苡仁 20g	斑褐孔菌 15g		

7 剂,水煎服,1 日 1 剂,早晚分服。

【按】

单纯出现的自汗、盗汗,一般预后良好,经过治疗大多可在短期内治愈或好转。伴见于其他疾病过程中的自汗,尤其是盗汗,则病情往往较重,治疗时应着重针对原发疾病,且常需待原发疾病好转、痊愈,自汗、盗汗才能减轻或消失。汗出之时,腠理空虚,易感受外邪,故当避风寒,以防感冒。汗出之后,应及时用干毛巾将汗擦干。出汗多者,需经常更换内衣,并注意保持衣服、卧具干燥清洁。不因天暑、衣厚、劳作及其他疾病,而白昼时时汗出者,称为自汗;寐中汗出,醒来自止者,称为盗汗。自汗多由气虚不固,营卫不和;盗汗多因阴虚内热;由邪热郁蒸所致者,则属实证。益气固表、调和营卫、滋阴降火、清化湿热,是自汗、盗汗的主要治法,可在辨证方药的基础上酌加固涩敛汗之品,以提高疗效。案一先是肾阴虚盗汗,滋补肝肾则盗汗消,后为气机郁滞引起的自汗,以四逆散治之。案二为气虚自汗,方以玉屏风散获效。案三为温病后余热未清、气阴两伤、骨蒸汗出之证,治以清热除蒸、益气养阴,以当归六黄汤加减。

耳　鸣

耳鸣指患者自觉耳中鸣响而周围环境中并无相应的声源。可急性起病，亦可缓慢起病；既可为单侧。亦可为双侧；可呈持续性，也可呈间歇性；耳鸣的音调可呈高音调（如蝉鸣声、口哨声等），亦可呈低音调（如机器声、隆隆声等）；一般在夜间或安静时加重，严重时可影响睡眠及对生活、工作、情绪产生干扰；多数耳鸣患者伴有听力下降。西医学的突发性聋、暴震性聋、传染病中毒性聋、噪音性聋、药物中毒性聋、老年性聋、耳硬化症以及原因不明的感音神经性聋、混合性聋及耳鸣等疾病，均可参考此病进行辨证施治。

【辨证论治】

风热侵袭：耳鸣初起，病程较短，可伴耳内堵塞感或听力下降，或伴有鼻塞、流涕、头痛、咳嗽等症。舌质稍红，苔薄黄或薄白，脉浮数。治法：疏风清热，散邪通窍。方药：桑菊饮加减。中成药：芎菊上清丸等。

肝火上扰：耳鸣的起病或加重与情志抑郁或恼怒有关，口苦，咽干，面红目赤，尿黄，便秘，夜寐不宁，胸胁胀痛，头痛或眩晕。舌红苔黄，脉弦数有力。治法：清肝泻火，开郁通窍。方药：丹栀逍遥散加减。中成药：加味逍遥丸等。肝胆湿热较重者可用龙胆泻肝汤。

痰火郁结：耳鸣，耳中胀闷，头重如裹，胸脘满闷，咳嗽痰多，口苦或淡而无味，大便不爽，舌质红，苔黄腻，脉滑数。治法：化痰清热，散结通窍。方药：清气化痰丸加减。中成药：清气化痰丸等。亦可选用礞石滚痰丸加减，夹血瘀者可配合通窍活血汤。

脾胃虚弱：耳鸣的起病或加重与劳累有关，或在下蹲站起时加重，倦怠乏力，少气懒言，面色无华，纳呆，腹胀，便溏。舌质淡红，苔薄白，脉细弱。治法：健脾益气，升阳通窍。方药：益气聪明汤加减。中成药：补中益气丸等。

肾精亏损：耳鸣已久，腰膝酸软，头晕眼花，发脱或齿摇，夜尿频多，性功能减退，潮热盗汗或畏寒肢冷。舌质淡或嫩红，脉虚弱或细数。治法：补肾填精，滋养耳窍。方药：肾阴虚用耳聋左慈丸加减。肾阳虚者用右归丸加减。熟地、山药、山茱萸、枸杞子、补骨脂、益智仁、附子、肉桂、菟丝子、杜仲。

中成药:耳聋左慈丸、杞菊地黄丸、金匮肾气丸等。

临床上可根据患者具体情况配合针灸治疗。

【临床验案】

案一、高某,男,54 岁,2009 年 3 月 5 日初诊。

主诉:耳鸣 1 个月。

现病史:1 个月前因精神不悦开始耳鸣,头胀,晨起口微苦而干,食后痞满,时嗳气,睡眠多梦,既往高血压、慢性萎缩性胃炎病史,现服用降压药。舌淡偏胖,有轻齿痕,苔白微腻,脉沉弦细。

西医诊断:神经性耳鸣。

中医诊断:耳鸣,肝胆湿热。

治法:清利湿热。

处方:龙胆泻肝汤加减。

龙胆草 6g	焦栀子 10g	黄芩 12g	柴胡 10g
生地 10g	车前子^包15g	泽泻 10g	川木通 6g
当归 15g	石菖蒲 15g	煅磁石 10g	蔓荆子 12g
黄连 10g	法半夏 12g	炮姜 10g	炒莱菔子 15g
郁金 15g			

7 剂,水煎服,1 日 1 剂,早晚分服。

二诊(2009 年 3 月 13 日):耳鸣、头胀有所改善,仍有吱吱声。舌偏胖有齿痕,苔薄白,脉弦。

处方:

龙胆草 8g	焦栀子 12g	黄芩 12g	柴胡 15g
生地 15g	车前子 15g	泽泻 10g	当归 15g
白芍 15g	蔓荆子 15g	石菖蒲 15g	郁金 12g
丹参 20g	黄连 10g	法半夏 15g	炮姜 8g
炒莱菔子 20g	延胡索 15g		

7 剂,水煎服,1 日 1 剂,早晚分服。

案二、蒋某,女,58岁,2010年4月13日初诊。

主诉:耳鸣2周。

现病史:近2周因房屋装修劳累开始出现右耳耳鸣,呈隆隆声,入夜加重,两目干涩,腰酸,纳可,睡眠欠佳。舌淡偏黯,苔薄白,脉沉弦细,两尺无力。

西医诊断:神经性耳鸣。

中医诊断:耳鸣,肝肾阴虚。

治法:滋补肝肾。

处方:杞菊地黄丸加味。

熟地 15g	山药 15g	山萸肉 15g	泽泻 10g
牡丹皮 12g	茯苓 12g	枸杞子 15g	菊花 10g
灵磁石 15g	远志 10g	菖蒲 10g	夜交藤 30g

7剂,水煎服,1日1剂,早晚分服。

二诊:(2010年4月21日):耳鸣、目涩基本消除,仍时有腰酸,睡眠欠佳。舌淡黯,苔薄白,脉沉。

处方:杞菊地黄丸早晚各1丸。

　　　枣仁安神液早晚各1支。

嘱连服半个月。

【按】

耳鸣分虚实两大类,亦可见虚实夹杂,偏于实证者多声音尖锐高亢,如蝉鸣等,偏于虚证者多声音低沉,如隆隆声,过火车声等,临床上辨证施治,配合针灸等多可获效。案一中患者因情志不调,肝郁化火而致耳鸣,治以清泻肝火,患者素有胃疾,故兼调护脾胃,以防木乘脾土,方用龙胆泻肝汤加减佐以调和脾胃获效。案二耳鸣为肝肾阴虚所致,兼有两目干涩,故予杞菊地黄汤加味获效颇佳,后以中成药杞菊地黄丸善后,同时佐以养心安神之品治疗寐差。

消　渴

消渴是以口干多饮、多食、多尿,或伴体重减轻甚至消瘦为主要临床表现的病证。西医学中的糖尿病具有消渴的临床特征。消渴可发生于任何年龄,中年以后发病者多数为 2 型糖尿病,起病缓慢,病势由轻渐重;青少年患 1 型糖尿病者随年龄增加呈阶梯样增长,发病急骤,病势较重。先天禀赋不足,素体阴虚;后天饮食失节,长期过食肥甘,又懒于活动,致形体肥胖;情志失调;外感六淫;劳欲过度,以上诸多因素均可导致消渴的发生。栗德林教授把消渴的发病病因及机制概括为"五脏柔弱,内热熏蒸,伤津耗气,血稠液浓"。消渴病位在肺、胃、肾,涉及肝脾二脏,晚期则侵及五脏六腑,筋脉骨髓,出现变证。现在依据《黄帝内经》对脾瘅、消渴、消瘅的症状描述,结合检验与临床症状把糖尿病分为三个阶段,即脾瘅期(糖耐量异常阶段)、消渴期(糖尿病)、消瘅期(糖尿病出现并发症)。脾瘅期大多表现为形体肥胖、食欲旺盛,检查有餐前或餐后血糖受损发生,其临床无明显症状;消渴期可出现不同程度的口渴、或多尿、或多食、或形体消瘦、倦怠乏力等临床表现;消瘅期常伴有心、脑、肾、视网膜、神经及下肢血管病变,严重可导致失明、肾衰竭、截肢等。

消渴以本虚标实、虚实夹杂为特点。本虚以气阴两虚为主,标实以燥热内结、瘀血内停和痰浊中阻为多见。病久阴损及阳,可致阴阳俱虚。另外,消渴日久,久病入络,络脉瘀阻,还可出现消渴肾病、消渴眼病、消渴痹痿、消渴脱疽等变证(相当于糖尿病慢性并发症)。还有少数消渴患者发病急骤,迅速出现面赤烦躁、皮肤干燥、头痛呕吐、目眶凹陷、昏迷、气少息促、面唇苍白、四肢厥冷、脉微欲绝等阴竭阳脱之急危证候(相当于糖尿病急性并发症)。消渴病机复杂,临床应抓住主症进行辨证论治。

【辨证论治】

阴津亏虚:口干欲饮,尿频量多,形体消瘦,头晕耳鸣,腰膝酸软,皮肤干燥瘙痒,舌瘦红而干,苔薄少或黄或白,脉细,治以滋阴增液,方用六味地黄丸加减。

阴虚热盛:烦渴多饮,多食易饥,尿频量多,舌红少津,苔黄而燥,脉滑数,治以滋阴清热,方用增液汤合白虎汤加减。

气阴两虚:无明显的多饮、多尿、多食症状,口咽干燥,神疲乏力,腰膝酸软,心悸气短,舌体胖或有齿印、苔白,脉沉细,治以益气养阴,方用生脉散合增液汤加减。

脾虚痰湿:形体肥胖,身体重着,神疲乏力,头晕目眩,胸闷,口干,舌胖,苔腻或黄腻,脉弦滑,治以健脾化湿,方用六君子汤加减。

阴阳两虚:小便频数,夜尿增多,浑浊如脂膏,甚至饮一溲一,神疲乏力,五心烦热,口干咽燥,耳轮干枯,面色黧黑,腰膝酸软,畏寒肢凉,阳痿,下肢水肿,舌淡,苔白,脉沉细无力,治以滋阴补阳,方用金匮肾气丸加减。

【临床验案】

案一、罗某,男,47岁,2010年2月25日初诊。

主诉:体检发现糖尿病2年。

现病史:2年前体检发现血糖升高,诊为2型糖尿病,经饮食运动控制后,空腹血糖在6~7mmol/L,总胆固醇、低密度脂蛋白高,现口干,多饮,身倦,易疲劳,手足心热,时心慌。有高血压病史,现血压120/96mmg。舌淡黯,苔薄白,脉沉弦。

西医诊断:2型糖尿病、高血压、高脂血症。

中医诊断:消渴,气阴两虚兼内热。

治法:益气养阴清热。

处方:消渴方合增液汤加减。

黄连15g	葛根15g	生地20g	天花粉12g
丹参15g	生白术15g	山药15g	麦冬20g
玄参15g	分心木15g	黄精20g	知母15g
牡丹皮15g	仙灵脾20g	西洋参12g	决明子30g

7剂,水煎服,1日1剂,早晚分服。

二诊(2010年3月5日):口干、身倦减轻,时有左手臂麻木,近日空腹血糖6.4mmol/L,血脂异常(总胆固醇、甘油三酯、低密度脂蛋白偏高)。血压124/78mmHg。舌淡黯,苔薄白,脉弦细。

处方:芪黄消渴汤加减。

生黄芪30g	黄连15g	黄精15g	决明子20g
山楂15g	丹参20g	生地15g	麦冬15g
五味子10g	地龙15g	分心木15g	牛蒡子15g

知母 15g　　　　山药 20g　　　　生白术 15g　　　　鸡血藤 15g

无柄灵芝粉^冲10g

7 剂,水煎服,1 日 1 剂,早晚分服。

三诊(2010 年 3 月 12 日):手臂麻木消失,口干、身倦减轻,时头晕,耳鸣如蝉,手足心热,空腹血糖在 6mmol/L 左右。舌尖红,苔薄白,脉弦细。

处方:

生黄芪 30g　　黄连 15g　　　生地 15g　　　决明子 20g

丹参 15g　　　葛根 15g　　　山药 20g　　　旱莲草 20g

女贞子 20g　　枸杞 15g　　　菊花 10g　　　牡丹皮 15g

知母 15g　　　山楂 15g　　　分心木 15g　　牛蒡子 15g

石斛 15g　　　麦冬 15g　　　焦栀子 15g　　大血藤 15g

无柄灵芝粉^冲10g

7 剂,水煎服,1 日 1 剂,早晚分服。

四诊(2010 年 3 月 19 日):口干、身倦、头晕诸症缓解,但仍有耳鸣,咽部如有物堵塞,大便溏,空腹血糖在 6.88mmol/L。血压 124/84mmHg。舌淡红,苔薄白,脉弦细。

处方:

生黄芪 40g　　黄连 15g　　　生地 15g　　　麦冬 15g

五味子 10g　　山药 20g　　　生白术 15g　　生薏苡仁 20g

葛根 15g　　　山楂 15g　　　泽泻 10g　　　决明子 10g

茯苓 15g　　　知母 15g　　　分心木 15g　　牛蒡子 15g

陈皮 15g　　　法半夏 15g　　射干 12g　　　枳壳 15g

无柄灵芝粉^冲10g

14 剂,水煎服,1 日 1 剂,早晚分服。

五诊(2010 年 4 月 3 日):耳鸣减轻,咽部堵塞感消失,大便溏好转,空腹血糖小于 6mmol/L。血压基本在正常范围。舌淡黯,苔白微黄,脉弦稍数。

处方:

生黄芪 40g　　黄连 15g　　　生地 15g　　　麦冬 15g

五味子 10g　　山药 20g　　　生白术 15g　　生薏苡仁 20g

葛根 15g　　　山楂 15g　　　泽泻 10g　　　决明子 10g

茯苓 15g	知母 15g	分心木 15g	蚕沙 12g
牛蒡子 15g	陈皮 15g	法半夏 10g	无柄灵芝粉^冲 10g

14 剂,水煎服,1 日 1 剂,早晚分服。

案二、安某,女,53 岁,2009 年 9 月 1 日初诊。

主诉:口干、头晕、乏力反复发作 1 年。

现病史:1 年前绝经后开始出现口干,头晕,身倦乏力,到医院检查发现血糖高,诊为 2 型糖尿病,曾服西药治疗(具体不详),效果欠佳,自行停药,上症反复。现口干,头晕,身倦乏力,自汗,手足心热,遇凉则流涕、鼻塞。二便调。舌淡黯,苔白,脉沉细。

西医诊断:2 型糖尿病。

中医诊断:消渴,气阴两虚兼内热。

治法:益气养阴清热。

处方:生脉饮合二至丸加味。

西洋参 10g	麦冬 20g	五味子 8g	女贞子 20g
旱莲草 20g	仙灵脾 15g	天花粉 12g	生地 15g
生黄芪 30g	生白术 15g	鬼箭羽 15g	分心木 15g
牛蒡子 15g	知母 10g	茯苓 15g	生薏苡仁 25g
浮小麦 20g	菊花 15g	蔓荆子 15g	

14 剂,水煎服,1 日 1 剂,早晚分服。

二诊(2009 年 9 月 15 日):头晕、汗出减轻,仍口干、身倦乏力,近日腰酸、足跟痛,血糖不稳定,在正常与异常之间波动。舌胖略黯,有轻齿痕,苔薄白,脉弱。

处方:

西洋参 10g	麦冬 20g	五味子 10g	黄连 10g
天花粉 12g	生白术 20g	生黄芪 30g	知母 15g
生薏苡仁 20g	茯苓 20g	仙茅 15g	仙灵脾 20g
女贞子 15g	旱莲草 15g	丹参 15g	决明子 20g
石斛 15g	车前子^包 10g	牛膝 15g	杜仲 12g

7 剂,水煎服,1 日 1 剂,早晚分服。

三诊(2009 年 9 月 22 日):头晕、口干、乏力、腰酸、足跟痛诸症减轻,已无明显汗出,近期空腹血糖 6.5mmol/L,餐后 2h 血糖 8mmol/L 左右。舌淡红,有轻齿痕,苔薄白,脉弦细。

处方:

西洋参 10g	麦冬 20g	五味子 10g	黄连 10g
天花粉 15g	生白术 20g	生黄芪 30g	知母 15g
山药 20g	茯苓 20g	仙灵脾 30g	女贞子 20g
旱莲草 30g	丹参 15g	决明子 20g	丁香叶 15g
石斛 20g	杜仲 10g	分心木 15g	牛蒡子 15g

14 剂,水煎服,1 日 1 剂,早晚分服。

四诊(2009 年 10 月 7 日):头晕、口干、乏力、腰酸诸症缓解,仅有轻微足跟痛,空腹血糖、餐后 2h 血糖基本在正常范围。舌淡,苔薄白,脉弦细。

处方:

熟地 15g	山药 15g	山茱萸 15g	牡丹皮 15g
茯苓 20g	泽泻 10g	黄精 15g	黄连 10g
旱莲草 30g	女贞子 20g	牛膝 15g	天花粉 12g
分心木 15g	牛蒡子 15g	西洋参 10g	

继服 14 剂,巩固疗效。

案三、吕某,女,57 岁,2011 年 12 月 12 日初诊。

主诉:口干、多尿、乏力反复发作 2 年。

现病史:患者 2 年前出现口干、多尿、乏力,经检查血糖增高,诊为 2 型糖尿病,服西药治疗,血糖控制不理想,为寻求中医治疗前来就诊。既往有冠心病、高血压、高脂血症史多年。现症见:口干,口苦,身倦乏力,时胸背疼痛,心悸,多梦,夜尿频。舌黯红,苔薄白,脉弦。

西医诊断:2 型糖尿病、冠心病、高血压、高脂血症。

中医诊断:消渴,胸痹,气滞血瘀,阴虚内热。

治法:活血化瘀,养阴清热。

处方:血府逐瘀汤合失笑散加减。

当归 15g	生地 15g	桃仁 15g	红花 10g
赤芍 15g	甘草 10g	枳壳 15g	柴胡 12g

桔梗 15g	牛膝 15g	炒枣仁 15g	车前子^包20g
玉米须 15g	麦冬 15g	黄连 15g	郁金 15g
生蒲黄^包12g	五灵脂 12g	决明子 10g	无柄灵芝粉^冲10g

14 剂,水煎服,1 日 1 剂,早晚分服。

二诊(2011 年 12 月 26 日):口干口苦、身倦乏力、心悸、多梦等症减轻,胸背疼痛消失,夜尿频好转,近日时有头晕,胃胀,嗳气。舌黯,苔薄白,脉弦细。近期空腹血糖 6.4mmol/L。血压 156/90mmHg。

处方:

当归 15g	生地 15g	桃仁 15g	红花 10g
枳壳 15g	柴胡 12g	川芎 10g	桔梗 15g
牛膝 15g	益母草 30g	夏枯草 20g	杜仲 15g
天麻 15g	钩藤 15g	石决明 15g	玉米须 20g
黄连 15g	无柄灵芝粉^冲10g	法半夏 10g	炒莱菔子 20g

7 剂,水煎服,1 日 1 剂,早晚分服。

三诊(2012 年 1 月 3 日):口干、身倦乏力诸症减轻,胃胀、嗳气消失,偶有头晕。舌淡黯,苔薄润,脉沉弦。血压 140/80mmHg。

处方:

当归 15g	生地 15g	桃仁 15g	红花 10g
赤芍 15g	甘草 10g	枳壳 15g	柴胡 12g
桔梗 20g	夏枯草 20g	益母草 30g	杜仲 15g
玉米须 20g	黄连 15g	葛根 15g	无柄灵芝粉^冲10g
决明子 20g	石决明 15g		

7 剂,水煎服,1 日 1 剂,早晚分服。

四诊(2012 年 1 月 10 日):口干、身倦乏力、头晕诸症皆除,血糖控制稳定,血压基本在正常范围。继服前方 14 剂以巩固疗效。

案四、哈某,女,74 岁,2010 年 5 月 27 日初诊。

主诉:体检发现糖尿病 20 余年。

现病史:20 多年前因体检发现血糖升高,诊为 2 型糖尿病,用西药(具体不详)治疗,血糖控制欠佳,目前已合并糖尿病肾病、慢性肾功能不全、糖尿病周围神经病变,并有高血压、高脂血症史。曾住院改用胰岛素治疗,血糖仍控制欠佳,近期空腹血糖在 9mmol/L 左右,为寻求中医治疗前来就诊。现症见头晕不适,口干,目干涩,哈欠频频,双下肢麻木酸痛,乏力,夜尿不多,大便黏滞。血压 150/75mmHg。舌体黯,苔白稍厚,脉沉弦。

西医诊断:2 型糖尿病、糖尿病肾病合并慢性肾功能不全、糖尿病周围神经病变、高血压、高脂血症。

中医诊断:消渴病肾病、消渴病痹病,阴虚内热,瘀血阻络。

治法:滋阴清热,活血通络。

处方:

葛根 15g	黄连 15g	麦冬 20g	五味子 10g
大血藤 15g	牛蒡子 15g	分心木 15g	丹参 12g
牛膝 15g	水蛭面^冲6g	川楝子 15g	木瓜 15g
益母草 40g	杜仲 15g	桑寄生 20g	茯苓 20g
决明子 15g	山楂 15g	夏枯草 20g	僵蚕 15g

7 剂,水煎服,1 日 1 剂,早晚分服。

二诊(2010 年 6 月 3 日):头晕、口干稍减,哈欠仍多,目干涩发痒,双下肢麻木酸痛,乏力,大便干而不畅。舌淡紫,苔薄白,脉弦细。血糖控制不稳,空腹血糖 >20mmol/L,餐后 2h 血糖 >24mmol/L。

处方:

葛根 15g	黄连 15g	麦冬 20g	五味子 10g
生地 15g	生石膏 25g	知母 15g	泽泻 12g
路路通 15g	水蛭面^冲6g	益母草 50g	杜仲 15g
桑寄生 20g	夏枯草 15g	决明子 15g	肉苁蓉 20g
生黄芪 30g	炒白术 15g	天麻 15g	红藤 20g

7 剂,水煎服,1 日 1 剂,早晚分服。

三诊(2010 年 6 月 10 日):头晕、口干、乏力减轻,已无目干涩发痒,大便已基本正常,哈欠仍较多,双下肢麻木酸痛稍减,行走困难。空腹血糖控制在 8~10mmol/L。舌黯紫,苔白,脉弦。

处方:

生黄芪 40g	西洋参 12g	知母 15g	丹参 15g

当归 15g	黄连 15g	麦冬 15g	五味子 10g
赤芍 15g	生地 15g	牛膝 20g	石斛 20g
远志 15g	木瓜 15g	路路通 15g	水蛭面^冲 6g
决明子 15g	肉苁蓉 20g	仙灵脾 20g	地龙 15g

7剂,水煎服,1日1剂,早晚分服。

四诊(2010年6月17日):已无明显头晕、口干,哈欠稍减,双下肢麻木酸痛、无力稍减,近期大便又干燥,4~5日1行。血糖控制在正常范围。舌淡黯,苔薄白,脉弦细。

处方:

生黄芪 50g	葛根 15g	炒白术 15g	麦冬 15g
山药 20g	仙灵脾 20g	玉米须 15g	丹参 15g
生薏苡仁 20g	牛膝 15g	杜仲 15g	益母草 30g
桑寄生 20g	鸡血藤 20g	无柄灵芝粉^冲 15g	太子参 15g
炙首乌 15g	益智仁 15g	狗脊 15g	生龙牡^各 15g

14剂,水煎服,1日1剂,早晚分服。

五诊(2010年6月31日):已无明显哈欠,双下肢酸痛减轻,双下肢酸痛、麻木、乏力减轻,双下肢轻度浮肿,大便基本正常。血糖控制在正常范围,自行停用胰岛素。查尿常规示:蛋白(+),潜血(±)。舌黯,苔薄白,脉弦滑。

处方:

生黄芪 50g	黄连 15g	丹参 15g	葛根 15g
生地 15g	花粉 12g	分心木 15g	牛蒡子 15g
玉米须 20g	茯苓 15g	大腹皮 15g	泽泻 10g
知母 15g	莲须 15g	芡实 20g	生牡蛎 15g
无柄灵芝粉^冲 15g	白茅根 15g	桑螵蛸 15g	桑椹子 15g

14剂,水煎服,1日1剂,早晚分服。

患者停用胰岛素,用纯中药控制血糖,病情较稳定。

【按】

案一、案二消渴均为气阴两虚兼内热之证,但案一偏于阴虚内热,案二偏于气阴两虚,故在选方上,前者用消渴方合增液汤加减,后者用生脉饮合二至丸加味,都取得了良好疗效。栗德林教授认为气阴两虚贯穿糖尿病的全过程,在栗德林教授所研制的治疗糖尿病及其合并症方药中多以此病机制为指导遣方用药,取得很好的临床疗效。案三、案四均有气滞血瘀,阴虚内热之表现,前者以气滞血瘀为主,瘀血部位主要在心,表现为胸背疼痛为主,故方用血府逐瘀汤合失笑散加减,酌加麦冬、黄连养阴清热;后者以阴虚内热为主,瘀血部位主要在络脉,表现为下肢麻木酸痛,故以滋阴清热、活血通络为法组方治疗,均获得良好疗效。栗德林教授认为血瘀也同样贯穿在糖尿病的始终,只不过是孰轻孰重而已。病之始,瘀血较轻,在药物使用中是佐使的位置,病之中则升到臣位,到病之后则为君臣之位,药物从植物活血药物逐渐过渡到动物活血药物,药味也由少到多,药量由小到大。由活血化瘀到逐瘀、通经、通络。这一思想为提高糖尿病及合并症疗效具有重要意义,栗德林教授在对病因病机的概括中所提到的"血稠液浓"就充分反映了这一学术思想。栗德林教授临床治疗消渴常用到无柄灵芝、分心木、蚕沙、牛蒡子等药,经现代药理研究表明,这些药物是通过不同途径达到降糖作用;合并高血压者可加天麻、钩藤、石决明、益母草、杜仲、枯草等药调节血压;合并高脂血症者可加决明子、山楂等有助于调节血脂。临床辨证时应注意辨别症状主次以及合并症,临床上所见的糖尿病患者,多数有一种甚至几种合并症,所以往往需复方、合方加减,既有重点又有全局,要协调用药,才能增加疗效。糖尿病为终身性疾病,除病初空腹或餐后 2 小时血糖达到糖尿病中等度水平,经过饮食控制、运动疗法,在 2 个月左右能使血糖回归正常范围并持之以恒者,可不用药物干预外,基本上都需终身用药。对不同个体,需采用不同综合用药方案治疗,方能达到理想效果。中西药物可联合或交替使用。中药汤剂随症灵活加减,疗效佳,但长年累月服用不现实。中成药有一定降糖共性,可发挥一定作用,但不能适应个体实际要求而影响效果。针对每个患者的具体需要配制而成的中药制剂,应是治疗慢性糖尿病长期用药治疗的最佳选择。

头　　痛

　　头痛是以患者自觉头部疼痛为主要临床特征的疾病。头痛既是一种常见病证,也是一个常见症状,可以发生在多种急慢性疾病过程中,有时亦是某些相关疾病加重或恶化的先兆。引起头痛的病因很多,外感六淫、内伤七情、饮食劳倦、病后体虚均可致病。另外失血、产后可继发本病。外感六淫、情志所伤之头痛,常呈急性发作;劳倦、失血者,多缓慢发作、阵发性加剧。病位在头,涉及肝脾肾。病性分外感、内伤。外感由外邪引起,风邪为主,其证属实。内伤中气血亏虚、肝肾不足属虚,肝阳上亢、瘀血痰浊属实或虚实夹杂。外感头痛病程短,病势浅,较易治,预后好。内伤头痛病程长,病势深,较难治。发病初期风、火、痰、瘀标实为主,病久虚证渐显,肝脾肾俱虚,或致虚实夹杂,缠绵难愈。西医学中偏头痛、三叉神经痛等可参照论治。

【辨证论治】

头痛临床首先应辨外感、内伤,其次辨疼痛性质、分析病因,再辨疼痛部位、确定脏腑经络,还可辨识诱发因素,以利分析证型,确立治则、治法。治疗"须分内外虚实"(《医碥·头痛》)。外感属实,祛邪活络为主。内伤多虚,以补虚为要。虚实夹杂,扶正祛邪并举。栗德林教授临床分证论治,首分外感、内伤。

外伤头痛

风寒:头痛起病较急,其痛如破,痛连项背,伴恶风寒,口不渴,苔薄白,脉浮紧者,治以疏风散寒、通络止痛,方药用川芎茶调散加减。

风热:起病急,头呈胀痛,甚则头痛如裂,伴发热或恶风,口渴欲饮,面红目赤,便秘溲黄,舌红苔黄,脉浮数者,治以疏风清热、通络止痛,方用芎芷石膏汤加减。

风湿:头痛如裹,伴肢体困重,胸闷纳呆,小便不利,大便或溏,苔白腻,脉濡者,治以祛风胜湿,方用羌活胜湿汤加减。

内伤头痛

中肝阳:头胀痛而眩,伴心烦易怒,面赤口苦,耳鸣胁痛,夜眠不宁,舌红苔薄黄,脉弦有力者,治以平肝潜阳,方用天麻钩藤饮加减。

痰浊:头痛昏蒙,伴胸脘满闷,呕恶痰涎,舌胖大有齿痕,苔白腻,脉滑或弦滑者,治以健脾化痰、降逆止痛,方用半夏白术天麻汤加减。

瘀血:头痛经久不愈,其痛如刺,入夜尤甚,固定不移,或头部有外伤史,舌紫或有瘀斑、瘀点,苔薄白,脉沉细或细涩,治以活血通窍止痛,方用通窍活血汤加减。

气血两虚：头痛而晕，遇劳加重，伴面色少华，心悸不宁，畏风，自汗，气短乏力，舌淡苔薄白，脉沉细而弱者，治以气血双补，方用八珍汤或归脾汤加减。

肾虚：头痛而空，每兼眩晕耳鸣，腰膝酸软，遗精、带下，少寐健忘，舌红少苔，脉沉细无力者，治以滋阴补肾，方用大补元煎加减。

上述各证，可根据经络循行加用相应引经药。太阳经加羌活、防风，阳明经加白芷、葛根，少阳经加川芎、柴胡，太阴经用苍术，少阴经用细辛，厥阴经用吴茱萸、藁本。另见头痛如雷鸣，头面起核或憎寒壮热者，名"雷头风"，为湿热毒邪、上冲清窍，用清震汤加薄荷、黄芩、黄连、板蓝根、僵蚕清宣升散、除湿解毒。见头痛暴发，痛势甚剧，或左或右，或连及眼、齿，痛止如常人，反复发作，属肝经风火，用天麻钩藤饮或羚角钩藤汤平肝息风、清肝泻火。

【临床验案】

案一、王某,女,38岁,2010年12月27日初诊。

主诉：头痛3天。

现病史：3天前受风后开始颠顶痛胀，见风遇冷易发，心烦欲哭，少寐多梦，舌尖略红，苔薄白，脉弦细。

西医诊断：神经性头痛。

中医诊断：头痛，风寒袭表，心神不宁。

治法：疏风散寒，养心安神。

处方如下：川芎茶调散合甘麦大枣汤加减。

川芎 10g	荆芥 12g	防风 10g	细辛 5g
白芷 12g	薄荷 10g	羌活 12g	甘草 15g
藁本 15g	夜交藤 30g	合欢皮 15g	浮小麦 50g
大枣 15g	远志 15g	石菖蒲 15g	鸡血藤 20g
川楝子 15g	郁金 12g	王不留行 15g	琥珀面^冲 3g

7剂，水煎服，1日1剂，早晚分服。

二诊(2011年1月3日)：头痛明显减轻,微恶风,心情好转,情绪稳定,睡眠改善,舌淡红,苔薄白,脉弦细。继服前方7剂,后诸症基本消失,停药。

案二、王某,男,35 岁,2010 年 8 月 2 日初诊。

主诉：左侧头痛1月余

现病史：1月余前着急后开始左侧头痛,记忆力明显减退,咳嗽咳痰较多,心烦易怒,眠差多梦,大便稍干,舌淡黯,苔薄白,脉弦稍数。

西医诊断：神经性头痛。

中医诊断：头痛,痰热扰神。

治法：清化痰热。

处方：温胆汤加减。

陈皮 15g	清半夏 15g	茯苓 20g	枳壳 15g
竹茹 10g	浙贝 12g	瓜蒌 15g	甘草 10g
黄芩 12g	丹参 15g	蔓荆子 15g	车前子^包20g
胆南星 10g	焦山栀 12g	夜交藤 30g	合欢花 15g

14剂,水煎服,1日1剂,早晚分服。

二诊：头不痛,睡眠、大便正常,记忆力无明显改变,有少量痰,舌淡红,苔薄根腻微黄,脉弦细。

处方：

陈皮 6g	清半夏 9g	茯苓 10g	甘草 6g
竹茹 10g	枳壳 10g	浙贝 10g	青礞石 10g
益智仁 10g	菖蒲 6g	僵蚕 9g	木蝴蝶 3g
紫河车面^冲3g	海蛤壳 10g	旱莲草 20g	女贞子 20g
仙灵脾 15g	桃仁 6g	红花 6g	丹参 20g

14剂,袋装颗粒剂水冲服。麝香0.125g,晚间药冲服。

三诊：无头痛,睡眠和易怒明显改善,记忆力好转,舌淡红,苔薄根微黄,脉弦细。继服前方14剂,后告知头痛未发停药。

案三、孙某,女,32 岁,2013 年 4 月 8 日初诊。

主诉：头痛1月余。

现病史：近1月余劳累后头痛，产后11个月，曾因天热吹空调后两膝关节疼痛，现畏冷，有晨僵现象。劳累用力、低头拉孩子时头痛加重，双目发胀，舌淡红，苔薄白，脉沉细。

西医诊断：神经性头痛。

中医诊断：头痛，气血两亏，寒湿内蕴。

治法：补气养血，散寒除湿。

处方如下：八珍汤加减。

当归15g	川芎12g	白芍15g	熟地20g
茯苓20g	生黄芪50g	太子参15g	柴胡12g
葛根30g	丹参15g	升麻10g	蔓荆子15g
秦艽15g	金雀根30g	透骨草15g	乌梢蛇15g
桑寄生20g	穿山龙20g	青风藤15g	威灵仙20g

7剂，水煎服，1日1剂，早晚分服。

二诊：头痛减轻，后头部、两上肢有时窜痛，舌偏红，苔薄白，脉弦。

处方：

当归15g	川芎10g	白芍15g	熟地20g
生黄芪50g	桂枝12g	羌活15g	防风15g
牛膝15g	杜仲15g	地龙10g	秦艽15g
金雀根30g	乌梢蛇10g	夜交藤30g	合欢花15g
路路通15g	威灵仙20g	穿山龙15g	青风藤15g

7剂，水煎服，1日1剂，早晚分服。

三诊：无头痛，四肢痛轻微，恶风明显好转，舌微红，苔薄白，脉弦细。继服前方14剂。后电话随访，告知头痛未发。

案四、王某，女，56岁，2011年9月19日初诊。

主诉：头痛2个月。

现病史：2个月前开始出现左侧额颞部及下颌部时有胀窜痛、触电感，目眶痛，伴呕吐、泄泻、腿脚闪电样痛、发热，拍打上臂时，出现血管隆起，继而见出血斑，上肢偏热，下肢偏凉，舌黯，苔薄白，脉沉弦。

西医诊断：三叉神经痛。

中医诊断:头痛,气滞血瘀。

治法:活血化瘀,行气开郁。

处方:血府逐瘀汤合木金散加减。

牛膝 15g	地龙 15g	羌活 12g	秦艽 12g
香附 10g	甘草 10g	当归 15g	川芎 15g
桃仁 15g	红花 10g	川楝子 15g	天麻 15g
全蝎 6g	僵蚕 12g	白芥子 12g	蔓荆子 15g
细辛 5g	桑寄生 20g	清半夏 15g	藿香 15g

10 剂,水煎服,1 日 1 剂,早晚分服。

二诊:药后仅犯一次,左侧头面痛较前减轻,伴吐泻,喜按,口水较多,二便有药味,舌偏红,苔薄白,脉弦细。

处方:

清半夏 15g	天麻 15g	白术 12g	僵蚕 12g
全蝎 6g	荜茇 5g	细辛 5g	柴胡 15g
党参 15g	甘草 10g	黄芩 15g	生姜 3g
大枣 10g	合欢皮 20g	延胡索 15g	浮小麦 50g

10 剂,水煎服,1 日 1 剂,早晚分服。

三诊:头面痛未发,无呕吐、泄泻,肢体未痛,未见出血斑,未流口水,舌淡红,苔薄白,脉弦细。继服前方 10 剂巩固。

案五、高某,女,55 岁,2010 年 8 月 3 日初诊。

主诉:左后脑连及眼眉眶痛 1 周。

现病史:近 1 周生气后左后脑连及眼眉眶痛,胸闷不适,肢体麻木,少腹坠胀,小便频数,大便不爽,舌黯,苔薄白,脉弦。

西医诊断:血管神经性头痛。

中医诊断:头痛,气滞血瘀。

治法:活血化瘀,行气开郁。

处方:血府逐瘀汤、木金散合小蓟饮子加减。

当归 15g	生地 15g	桃仁 15g	红花 10g
甘草 10g	枳壳 15g	赤芍 15g	柴胡 15g

川芎 10g	桔梗 20g	牛膝 20g	蔓荆子 15g
川木通 12g	竹叶 10g	重楼 20g	冬葵子 15g
细辛 5g	车前子^包20g	决明子 15g	郁金 15g
木香 10g	大腹皮 15g		

14 剂,水煎服,1 日 1 剂,早晚分服。

二诊:头痛明显减轻,无胸闷,肢体麻木已缓解,无少腹坠胀,二便正常,舌淡黯,苔薄白,脉弦细。前方去重楼、冬葵子,继服 14 剂。后家属告知,其头痛未发停药。

【按】

案一颠顶痛、风冷引发,《黄帝内经》言:"伤于风者,上先受之。"此为风寒外袭、循经上扰、阻遏清阳,治当疏风散寒止痛,方用川芎茶调散加减。方中川芎"主中风入脑头痛",入厥阴、少阳经治颠顶或头两侧痛,为诸经头痛要药。羌活入太阳经治后脑头痛连项。白芷入阳明经疗前额、眉棱骨痛。细辛入少阴经治脑痛连齿。另烦躁欲哭,为妇人脏躁,加甘麦大枣汤等养血补心、宁心安神。案二头痛多痰、心烦易怒,此为王纶《明医杂著》言:"若夫偏正头风,久而不愈,乃内夹痰涎,风火郁遏,经络气血壅滞。"治当清热化痰、活血祛风,方用温胆汤合通窍活血汤加减。伴记忆力减退,属肾精不足、脑海失养,配补肾养血填精之品。案三产后头痛,产后气血两虚、清阳失养头痛,治当气血双补,故用八珍汤加减。合受凉后痹痛,当配补肾养血、祛风通络之品。案四西医疑为三叉神经痛,表现头痛触电样,伴肢体瘀血斑,中医属血瘀生风、湿热阻络,栗德林教授选用《辨证录》中治疗真头痛的救脑汤(川芎、细辛、当归、蔓荆子、辛夷)合《杨氏家藏方》中牵正散加减,活血化瘀、化痰息风、搜风通络。瘀阻减轻,用半夏白术天麻汤息风化痰。栗德林教授常用荜茇、细辛、蔓荆子治疗三叉神经痛,效果较好。案五生气后发病,侧头痛连及眉眶,治当行气开郁、活血化瘀,方用血府逐瘀汤合木金散加减。王清任《医林改错》言:"查患头痛者无表证,无里证,无气虚、痰饮等证,忽犯忽好,百方不效,用此方(血府逐瘀汤)一剂而愈。"伴瘀血化热、郁火扰心、心热下移而小便频数,合小蓟饮子清热利尿。综上五案,各有不同,栗德林教授临证施治,审久暂、表里,因脉证而详辨,不拘一格,随证加减,效果显著。

失　眠

　　失眠以不寐为主症,轻者入寐困难或寐而易醒,醒后不寐,重者彻夜难寐。以常伴有心悸、头昏、健忘、多梦、心烦等为兼症。《黄帝内经》中称为"目不瞑""不得眠""不得卧",是指因外感或内伤导致脏腑功能紊乱,阴阳失调发生的以入睡困难,或维持睡眠障碍(易醒、早醒和再入睡困难)为主要表现,最终导致睡眠时间减少或质量下降,不能满足身体生理需要,明显影响日间社会功能和生活质量为特征的一种病证。多因感受外邪,饮食不节,情志失调,年老体弱,久病耗损,禀赋不足等致阴血不足、阳气不摄,阳气外溢;或因邪扰,阳不入阴,阳盛阴衰,阴阳失调,营卫失和,神不归舍引起。历代医书多有记载,《素问·逆调论》有"胃不和则卧不安"。《景岳全书》言"无邪而不寐者,必营气之不足也,营主血,血虚则无以养心,心虚则神不守舍"和"真阴精血不足,阴阳不交,而神有不安其室耳"。《张氏医通》云"脉滑数有力不得卧者,中有宿滞痰火"等。失眠病位在心,与肝脾肾密切相关。病机变化有虚有实,有寒有热,涉及气血阴阳。失眠首先要详问病史、明确病因及了解失眠的特点,其次从病因、伴随症状中辨明病位及所涉脏腑,分析虚实病性,确立治疗法则、遣方用药。栗德林教授临证分型论证,补虚泻实,调整脏腑气血阴阳,安神定志。

【辨证论治】

　　心火偏亢:伴心烦躁扰,口舌生疮,舌尖红,苔薄黄,脉细数者,治以清心泻火、宁心安神,方用朱砂安神丸。肝郁化火伴急躁易怒,头晕耳鸣,目赤口苦,舌红苔黄,脉弦而数者,治以清肝泻火、镇心安神,方用龙胆泻肝汤。

　　痰火内扰:伴胸闷泛恶,头重目眩,舌红苔黄腻,脉滑数者,治以清化痰热、和中安神,方用黄连温胆汤。心悸动甚,惊惕不安,加珍珠母、朱砂镇惊安神。

　　实热顽痰:经久不寐,大便秘结者,用礞石滚痰丸降火泻热、逐痰安神。胃气失和伴脘腹胀满,嗳腐吞酸,嗳气呕恶,舌苔腻,脉滑者,治以和胃化滞、宁心安神,方用保和丸。

　　阴虚火旺:伴心烦心悸,腰酸耳鸣,头晕健忘,遗精口干,五心烦热,舌红少苔,脉细而数者,治以滋阴降火、清心安神,方用六味地黄丸合黄连阿胶汤。

心脾两虚:见多梦易醒,心悸健忘,神疲食少,头晕目眩,四肢倦怠,面色少华,舌淡苔薄,脉细无力者,方用归脾汤补益心脾、养心安神。

心胆气虚:伴多梦易醒,胆怯心悸,触事易惊,倦怠乏力,舌淡,脉弦细者,用安神定志丸合酸枣仁汤益气镇惊、安神定志。

【临床验案】

案一、毕某,女,40岁,2009年3月9日初诊。

主诉:睡眠不佳20余年。

现病史:患者23年前因十二指肠穿孔行胃2/3切除术,后多年睡眠不佳、多梦,胸闷,长太息,嗳气,排气较多,畏冷,身倦,心烦,经前乳房及少腹部胀,白带色黄较多,味大,舌略紫,苔薄,脉弦细。

西医诊断:失眠。

中医诊断:失眠,肝气郁滞。

治法:疏肝解郁,宁心安神。

处方:柴胡疏肝散加减。

柴胡 12g	白芍 15g	香附 15g	枳壳 15g
陈皮 15g	当归 15g	川芎 10g	山药 20g
益智仁 12g	炒枣仁 15g	远志 12g	茯神 15g
煅龙牡^各15g	郁金 15g	车前子^包15g	琥珀粉^冲1.5g

7剂,水煎服,1日1剂,早晚分服。

二诊:睡眠仍欠佳,多梦,仍胸闷长太息,心烦,舌偏红,少苔,脉弦细。

处方:柴胡疏肝散合黄连阿胶汤加减。

柴胡 12g	白芍 15g	香附 15g	枳壳 15g
陈皮 10g	木瓜 5g	合欢花 15g	夜交藤 20g
黄连 10g	阿胶 5g	远志 15g	茯神 15g
黄芩 12g	琥珀粉^冲3g		

7剂,水煎服,1日1剂,早晚分服。

三诊:多梦,身体酸痛乏力,伸展四肢可减轻,易怒,易饿,大便少,不燥,苔薄白,脉弦。

处方:柴胡疏肝散合归脾汤加减。

柴胡 12g	白芍 15g	枳壳 15g	生晒参 10g
浮小麦 30g	炙黄芪 25g	当归 15g	茯神 15g
远志 12g	炒枣仁 15g	木香 15g	龙眼肉 15g
大枣 10 枚	琥珀粉^冲6g	炙甘草 12g	夜交藤 20g
合欢花 15g	焦白术 15g		

14 剂,水煎服,1 日 1 剂,早晚分服。

四诊:梦仍偏多,便偏燥,1~2 天一次,舌淡红,苔薄白,脉沉细。

处方:

柴胡 12g	白芍 20g	当归 15g	党参 20g
炙黄芪 25g	炙甘草 10g	茯神 15g	远志 15g
炒枣仁 20g	木香 5g	龙眼肉 12g	薄荷 8g
火麻仁 15g	郁李仁 12g	琥珀粉^冲6g	焦白术 15g

14 剂,水煎服,1 日 1 剂,早晚分服。

五诊:梦仍偏多,但记忆不清,大便偏干,3 天一次,舌淡红,有轻齿痕,脉沉细。

处方:

当归 15g	熟地 20g	炙甘草 10g	麦冬 15g
党参 20g	炙黄芪 25g	远志 15g	煅磁石 15g
琥珀粉^冲6g	酒大黄 10g	茯神 15g	炒枣仁 15g
白芍 20g	枳实 12g	柴胡 12g	夜交藤 30g

14 剂,水煎服,1 日 1 剂,早晚分服。

六诊:睡眠明显好转,梦少,大便初硬后软,手心偏热,舌淡红,苔薄白,脉沉弦细。

处方:归脾汤加减。

西洋参 10g	生白术 20g	炙黄芪 25g	当归 15g
炙甘草 10g	茯神 15g	远志 15g	炒枣仁 15g
木香 5g	桂圆肉 12g	大枣 15g	龙齿 20g

酒大黄 10g　　　火麻仁 15g　　　麦冬 20g　　　　生地 15g

芦荟粉^冲 1g

14 剂,水煎服,1 日 1 剂,早晚分服。

案二、白某,男,42 岁,2011 年 12 月 1 日初诊。

主诉:睡眠不佳 11 年。

现病史:11 年来思虑过度,少寐,时耳鸣,易惊怕,舌淡黯,苔白稍腻,脉沉缓。

西医诊断:失眠。

中医诊断:失眠,心胆气虚、痰气郁结。

治法:益气养血、行气化痰。

处方:越鞠丸合归脾汤加减。

川芎 10g　　　石菖蒲 15g　　　香附 12g　　　枳壳 15g

神曲 15g　　　浮小麦 30g　　　大枣 15g　　　龙眼肉 15g

远志 15g　　　党参 15g　　　炒白术 15g　　　炙黄芪 30g

当归 15g　　　炒枣仁 20g　　　木香 10g　　　煅磁石 15g

夜交藤 20g　　　合欢皮 20g　　　姜半夏 10g　　　陈皮 15g

平盖灵芝 15g

7 剂,水煎服,1 日 1 剂,早晚分服。

二诊:药后睡眠改善,仍有恐惧,时怕病抑郁,有不安全感,注意力不集中,咳痰较多,口黏腻,舌黯红,苔黄白稍腻,脉沉弦细。

处方:

川芎 12g　　　苍术 12g　　　香附 15g　　　枳壳 15g

神曲 15g　　　党参 15g　　　炒白术 20g　　　当归 12g

茯苓 15g　　　茯神 15g　　　远志 15g　　　炒枣仁 20g

木香 10g　　　龙眼肉 15g　　　陈皮 15g　　　姜半夏 10g

合欢皮 20g　　　夜交藤 30g　　　浙贝母 15g　　　煅磁石 15g

琥珀粉^冲 3g　　　平盖灵芝 15g

14 剂,水煎服,1 日 1 剂,早晚分服。

三诊:睡眠好转,恐惧、抑郁缓解,痰已不多,现仍有精神不集中,欠安全感,乏力,大便不爽,口时苦,舌苔黄白稍腻,脉沉弦细。

处方:

川芎 12g	苍术 15g	香附 15g	焦栀子 15g
神曲 20g	党参 15g	白术 15g	炒枣仁 20g
远志 15g	石菖蒲 15g	茯苓 15g	延胡索 15g
龙眼肉 15g	山药 20g	陈皮 15g	姜半夏 10g
合欢皮 20g	夜交藤 30g	煅磁石 15g	琥珀粉^冲3g
淡豆豉 15g	平盖灵芝 15g		

14 剂,水煎服,1 日 1 剂,早晚分服。

四诊:失眠可,抑郁缓解,时有抽泣样胸闷,仍有恐惧不安,多思多虑,时口苦,便溏不爽,舌边黯苔白微黄,脉沉弦细。

处方:

川芎 12g	苍术 15g	香附 15g	焦栀子 12g
神曲 20g	郁金 15g	木香 10g	柴胡 15g
白芍 20g	生龙牡^各15g	合欢皮 20g	夜交藤 30g
当归 15g	龙眼肉 15g	远志 15g	琥珀粉^冲3g
生薏苡仁 25g	斑褐孔菌 12g		

7 剂,水煎服,1 日 1 剂,早晚分服。

案三、李某,男性,50 岁,2012 年 11 月 29 日初诊。

主诉:睡眠不佳 10 年。

现病史:近 10 年来,一直睡眠不好,入睡难,多梦,长太息,时耳鸣如蝉,精神抑郁,注意力不集中,胸痛,腰椎间盘膨出,时足跟疼,两腿发凉,易怒,心烦,舌黯尖红,苔薄白,有轻度齿痕,脉沉弦。

西医诊断:失眠。

中医诊断:失眠,肾虚肝郁、心脾两虚。

治法:益气养血,调和营卫,疏肝补肾。

处方:越鞠丸、归脾汤与当归四逆汤加味。

炒枣仁 20g	龙眼肉 15g	茯神 15g	远志 15g
焦栀子 15g	香附 15g	神曲 30g	合欢花 15g

桂枝 12g	白芍 20g	细辛 5g	炙甘草 10g
川木通 12g	牛膝 15g	当归 15g	川芎 10g
夜交藤 30g	旱莲草 20g	女贞子 20g	柴胡 15g

7剂,水煎服,1日1剂,早晚分服。

二诊:白天能睡些,夜间少寐多梦,头晕,耳鸣减轻,四肢凉减,左腿时痛(腰椎间盘膨出),足跟痛,畏冷,舌淡黯,苔薄白,脉沉弦。

处方:

桂枝 12g	赤芍 15g	细辛 5g	川木通 12g
炙甘草 10g	炙附子^{先煎}15g	旱莲草 30g	女贞子 20g
熟地 20g	山萸 15g	生黄芪 50g	牛膝 20g
当归 15g	石菖蒲 15g	桃仁 20g	红花 10g
远志 15g	夜交藤 30g	合欢花 20g	桂圆肉 15g

10剂,水煎服,1日1剂,早晚分服。

后诸症减轻,予加味逍遥丸1袋日两次、六味地黄丸1丸日两次善后。

【按】

失眠之证,临床因情志失调、肝失疏泄而致者极为常见,与现代人生活节奏快、心理压力大有关。《普济本事方》阐述不寐病因言:"平人肝不受邪,故卧则魂归于肝,神静而得寐,今肝有邪,魂不得归,是以卧则魂扬若离体也。"说明情志刺激,魂不守舍,心神不安,可致不寐。案一术后睡眠不佳亦属精神刺激,肝气不舒,一方面肝郁化火,火热伤阴,肝肾阴亏,肾水不济,心火独亢,另一方面,肝郁乘脾,脾气亏虚,生化乏源,气血两虚,心血不足,心神失养。共致心神不安、失眠多梦。故以四逆散、柴胡疏肝散疏肝解郁治其因,逍遥散、黄连阿胶汤疏肝扶脾、滋阴清火理其变,归脾汤益气养血补其虚,正强邪去,神明自安。案二、案三虽俱用越鞠丸合归脾汤,但证有不同。案二不寐属劳倦思虑太过,血液耗亡,神魂无主。其多思伤脾,血虚气少,心胆气虚,神明不安,另脾虚肝旺,肝气郁结,气郁痰生,扰于心神,共致不眠。故除用上二方行气解郁、补气养血、健脾养心外,还需加化痰宁心、重镇安神之品。案三失眠伴头晕、耳鸣、畏冷、足痛,属肾虚肝郁、心脾两虚,故需补阴求阳、生化气血、调和营卫、行气解郁。不寐虽"总属真阴精血之不足",但真阴不足,阴损及阳,表现为昼困顿夜不寐者,亦有之,当需阴中求阳,方可见效。

中　风

中风是以猝然昏仆,不省人事,半身不遂,口眼歪斜,语言不利为主症的病证。其病初起仅见半身不遂、口舌㖞斜、舌强言謇、神志清醒,病情尚轻。若病情进一步发展,影响神智,则病情危笃,甚则合并呕血、厥脱,往往较难救治。中风病位在脑髓血脉,病性为本虚标实。急性期,多以内风、痰浊、瘀血、邪热标实为主,恢复期及后遗症期以气阴两虚夹瘀为主。中风的病机转化决定于病邪与人体正气相争、消长的结果。急性期,邪气盛,正气实,若经过治疗,邪热清,内风熄,痰浊化,瘀血祛,则神明恢复,半身不遂诸症亦可逐渐减轻。若正气先衰,邪气过盛,气血逆乱,窍闭不开,则可至元气败脱,阴阳离绝。恢复期,邪衰正伤,肾精大伤,髓海空虚,每见呆、痴之症。西医学中无论是缺血性还是出血性脑血管病,如短暂性脑缺血发作、动脉粥样硬化性血栓性脑梗死、脑栓塞、腔隙性脑梗死、蛛网膜下腔出血、脑出血等,均可参照辨治。栗德林教授认为中风首先应辨病性,明确是缺血性还是出血性中风。其次辨经络、脏腑病位的深浅。再辨病势顺逆,注重神志及瞳神的变化,分清闭证、脱证的不同,明辨标本缓急。一般以风、痰、火、瘀、虚孰轻孰重,或相兼为患的临床表现而辨证论治。栗德林教授在辨治中风病时多以此思路参虚实所在处方遣药。对神志不清非手术适应证者采用中西医结合综合救治。

【辨证论治】

中风病(脑梗死)急性期治疗重在祛邪,佐以扶正,以醒神开窍、化痰通腑、平肝息风、化痰通络为主要治法。

中脏腑

痰热内闭证。治法:清热化痰,醒神开窍。方药:羚角钩藤汤和温胆汤加减。中成药:灌服或鼻饲安宫牛黄丸、口服局方至宝丸、牛黄清心丸、紫雪散等。

痰蒙清窍证。治法:燥湿化痰,醒神开窍。方药:涤痰汤加减。中成药:灌服或鼻饲苏合香丸、口服复方鲜竹沥液等。

元气败脱证。治法:益气回阳固脱。方药:急予参附汤加减频频服用。

中经络

风火上扰证。治法:清热平肝,潜阳息风。方药:天麻钩藤饮加减。中成药:天麻钩藤颗粒等。

风痰阻络证。治法:息风化痰通络。方药:化痰通络方加减。中成药:华佗再造丸、通脉胶囊等。

痰热腑实证。治法:化痰通腑。方药:星蒌承气汤加减。中成药:安脑丸、牛黄清心丸等。

阴虚风动证。治法:滋阴息风。方药:镇肝熄风汤加减。中成药:大补阴丸、知柏地黄丸等。

气虚血瘀证。治法:益气活血。方药:补阳还五汤加减。中成药:消栓通络片、脑心通胶囊等。

【临床验案】

案一、邢某,男,48岁,2010年10月4日初诊。

主诉:左侧肢体活动不利15天。

现病史:8月份脑血栓,15天前第二次发生,左半身活动不利,有跛行感,腋下部位发凉,语言紧张时不成句,时有饮水呛咳,吞咽时梗塞感,血脂异常,血压偏高,150/100mmHg。舌略紫,苔黄白黏腻,脉沉弦。

西医诊断:再发脑梗死恢复期。

中医诊断:中风,中经络,气虚血瘀。

治法:益气化瘀。

处方:补阳还五汤加减。

赤芍 15g	当归尾 15g	川芎 10g	地龙 15g
桃仁 15g	红花 10g	牛膝 20g	决明子 15g
益母草 50g	生牡蛎 30g	法半夏 10g	陈皮 15g
菖蒲 15g	焦栀子 15g	车前子^包30g	滑石粉^包15g
生黄芪 50g	知母 15g	大血藤 20g	天麻 15g

麝香 0.125g,晚间药冲服。

7剂,每日1剂,早晚分服。

二诊:肢体活动感觉有力,言语也较前清楚,但腕及足踝部感到疼痛不适,动则加剧,舌淡黯,苔白腻,脉弦。

处方:上方去陈皮、焦栀子、车前子、滑石,加僵蚕12g、伸筋草20g、木瓜15g、全蝎面2g(冲服),再7剂。

三诊:手已能握,尚有痛感,持物颤抖,四肢无力,思维能力有所提高,自觉四肢筋紧、不能自由伸展,拍片证实左膝关节处髌骨软化并有骨刺。舌黯苔薄黄,脉弦。上方去伸筋草、木瓜,加独活20g、寄生15g,7剂,水煎服,1日1剂,早晚分服。

四诊:腿软,小腿不适,晨起语言謇涩好转,上午气短明显,声音断断续续,底气不足,下午则好转,凌晨2~3时不能熟睡,情绪易激动。舌淡黯,苔白微黄,根部稍厚,脉弦。

处方:

生黄芪80g	赤芍15g	当归尾15g	川芎10g
地龙15g	桃仁15g	红花10g	木瓜20g
牛膝15g	杜仲15g	白蒺藜20g	仙灵脾15g
僵蚕15g	全蝎面[冲]3g	琥珀面[冲]5g	合欢皮20g
白芷12g	生晒参12g	路路通15g	菖蒲20g

7剂,每日1剂,早晚分服。

五诊:走路明显进步,肢体屈伸不利逐渐改善,语言尚可,仍感说话多了气短,下肢乏力,舌淡黯,苔白,脉沉弦。

上方去白芷,加制首乌20g、斑褐孔菌15g,30剂,水煎服,1日1剂,早晚分服。

六诊:走路有力气,言语流利,舌黯,苔根部白微黄,脉弦细。

继服前方14剂,水煎服,1日1剂,早晚分服。

案二、白某,男,90岁,2011年7月25日初诊。

主诉:吞咽困难1年。

现病史:脑梗死后遗症期,咀嚼及吞咽不协调,时呛,已1年,纳呆,不爱吃菜,尿意频频,大便难解,身倦,流涎。舌黯,苔厚,脉弦。

西医诊断：脑梗死后遗症期。

中医诊断：中风，中经络，瘀血阻络。

治法：活血通络。

处方：血府逐瘀汤加减。

当归 10g	生地 10g	桃仁 6g	红花 6g
枳壳 10g	柴胡 6g	赤芍 10g	川芎 6g
牛膝 10g	白芥子 6g	全蝎 3g	鸡内金 10g
炒麦芽 20g	生黄芪 10g	知母 10g	乌梅 10g
车前子^包 10g	生薏苡仁 15g	斑褐孔菌粉^冲 10g	

7剂，袋装颗粒剂，每日1剂，早晚冲服。

二诊：大便日一行，食欲增进，易饥，吞咽时呛，流涎，痰多咯出困难，舌黯，苔白腻略黄，脉滑数。BP：120/70mmHg。上方去牛膝、白芥子、全蝎、鸡内金，加桔梗10g、桑枝10g、浙贝10g、陈皮6g、法半夏9g、胆南星10g、海浮石15g、桑黄散6g，黄芪加量至20g，14剂袋装颗粒剂，每日1剂，早晚冲服。

三诊：便干，流口水稍减，咳嗽有痰，吞咽困难，时呛，易饥感减轻，舌体中部有黄白苔，脉滑数。

处方：

当归 15g	生地 12g	桃仁 15g	红花 10g
枳壳 15g	柴胡 15g	赤芍 12g	川芎 10g
桔梗 15g	白芥子 15g	全蝎 6g	僵蚕 10g
姜半夏 12g	海浮石 15g	胆南星 12g	生白术 30g
鸡内金 15g	石菖蒲 15g	郁金 12g	天麻 15g
桑黄面^冲 3g			

14剂，水煎服，每日1剂，早晚分服。

四诊：咳痰量减，流涎减少，进食时呛，二便正常，走路困难，在家靠助步器已能行走，舌黯苔根部白稍厚。脉弦稍滑。

处方：

当归 15g	生地 12g	桃仁 15g	红花 10g
枳壳 15g	柴胡 12g	赤芍 15g	川芎 10g
桔梗 20g	浙贝 15g	牛膝 15g	狗脊 15g

天麻 12g　　　杜仲 15g　　　全蝎 6g　　　　白芥子 12g

僵蚕 10g　　　生薏苡仁 15g

14 剂,水煎服,每日 1 剂,早晚分服。

案三、郭某某,女,78 岁,2011 年 2 月 21 日初诊。

主诉:神志不清两日。

现病史:患者蛛网膜下腔出血,左后交通动脉瘤破裂,左膝关节置换术后,左侧股浅静脉血栓形成(陈旧),脑内多发梗死软化灶,近两日胡言乱语,多为既往不相干之事,夜间少寐,躁动不宁,耳聋耳鸣,生气后加重。畏冷,咳嗽,痰少难咯。舌质淡黯,苔薄白,脉弦细。

西医诊断:脑出血后遗症。

中医诊断:中风,中经络,气虚血瘀、痰湿蒙窍。

治法:益气活血、化痰开窍。

处方:益气聪明汤加减。

生黄芪 30g　　当归 15g　　　川芎 10g　　　蔓荆子 15g

升麻 10g　　　葛根 15g　　　党参 20g　　　黄柏 10g

柴胡 15g　　　白芍 20g　　　石菖蒲 15g　　远志 15g

郁金 12g　　　生牡蛎 20g　　天麻 15g　　　法半夏 10g

三七面^冲3g

7 剂,水煎服,每日 1 剂,早晚分服。

二诊:药后自觉诸症好转,两腿活动有力气,睡眠好转,说话改善,血压正常,时心烦,记忆力下降,舌淡黯,苔薄白,脉弦滑。

处方:益气聪明汤加减。

生黄芪 50g　　当归 15g　　　川芎 10g　　　蔓荆子 15g

升麻 10g　　　葛根 15g　　　党参 20g　　　黄柏 10g

柴胡 15g　　　白芍 20g　　　石菖蒲 15g　　远志 15g

郁金 12g　　　生牡蛎 20g　　海蛤壳 15g　　天麻 15g

淡豆豉 15g　　杜仲 15g　　　法半夏 10g　　三七面^冲3g

7 剂,水煎服,1 日 1 剂,早晚分服。

三诊:症状明显改善,在屋内活动行走较前有力气,说话亦较前利落,纳呆,时呃逆,睡眠欠佳,舌黯苔薄,脉弦滑。BP:146/70mmHg。

处方:原法继进。

生黄芪 50g	当归 15g	川芎 10g	蔓荆子 15g
葛根 20g	制首乌 20g	党参 15g	柴胡 12g
白芍 20g	石菖蒲 20g	远志 15g	郁金 15g
生牡蛎 20g	海蛤壳 15g	天麻 15g	三七面^冲 6g
藁本 15g	合欢皮 20g	夜交藤 20g	法半夏 10g

7剂,水煎服,1日1剂,早晚分服。

案四、杨某,女,77岁,2011年7月18日初诊。

主诉:记忆力减退5年。

现病史:患者既往有高血压、冠心病、脑梗死病史。近5年来健忘,突然思维不连续,生气可见心前区疼痛,记忆力明显下降。BP:118/76mmHg。舌黯,苔薄白,脉弦稍滑。

西医诊断:阿尔茨海默病。

中医诊断:中风,肾虚血瘀。

治法:补肾活血。

处方:六味地黄汤合通窍活血汤加减。

桃仁 6g	红花 6g	大枣 10g	菖蒲 12g
郁金 10g	炙黄芪 20g	知母 10g	益智仁 20g
熟地 10g	山萸肉 10g	茯苓 10g	山药 10g
丹参 10g	白芷 6g	无柄灵芝粉^冲 10g	

7剂,袋装颗粒剂,每日1剂,早晚冲服。

二诊:服上药后胸痛明显减轻,发愣、思维不连续好转,记忆力仍不好,健忘,舌淡黯,苔薄白,脉弦滑。BP:130/76mmHg,西药服拜新同 30mgQd、富马酸比索洛尔 2.5mgQd。

处方:原法继进。

桃仁 12g	红花 10g	大枣 15g	菖蒲 15g
郁金 12g	生黄芪 50g	知母 15g	益智仁 20g
熟地 20g	山萸肉 15g	山药 20g	茯苓 15g

| 葛根 20g | 丹参 15g | 菊花 12g | 斑褐孔菌 15g |
| 旱莲草 20g | 女贞子 20g | 枸杞子 15g | 菟丝子 20g |

7剂,水煎服,1日1剂,早晚分服。

案五、李某,男,48岁,2010年2月22日初诊。

主诉:头晕3个月。

现病史:高血压10余年,3个月前因脑血栓住院治疗,双颈动脉有斑块形成,头晕,后头明显,耳鸣,口干时苦,饮食怕硬物,右半身活动无力,气短乏力,语言謇涩,手足心偏热,自汗较多,舌黯紫,苔白稍厚。BP:158/110mmHg。

西医诊断:脑血栓后遗症。

中医诊断:中风,中经络,肝阳上亢。

治法:平肝潜阳、活血通络。

处方:天麻钩藤饮加减。

益母草 50g	杜仲 15g	桑寄生 15g	车前子^包20g
决明子 20g	丹参 15g	生牡蛎^{先煎}40g	石决明^{先煎}30g
天麻 15g	法半夏 10g	生白术 15g	当归 15g
地龙 15g	大血藤 20g	蔓荆子 20g	菊花 15g

14剂,水煎服,1日1剂,早晚分服。

二诊:时头晕,身倦、乏力,右半身活动不利,腰酸,舌淡黯苔薄白,脉沉细。BP:130/94mmHg。

气虚症状明显,先予补气活血之剂。

处方:补阳还五汤加减。

赤芍 15g	当归 15g	川芎 10g	地龙 15g
生黄芪 50g	大血藤 20g	益母草 40g	杜仲 15g
桑寄生 15g	蔓荆子 15g	菊花 12g	生薏苡仁 20g
车前子^包15g	决明子 15g	益智仁 15g	石菖蒲 15g

14剂,水煎服,1日1剂,早晚分服。

三诊:身体略感舒适,睡眠改善,阴囊潮湿较重,下肢走路稍多则酸软,语言还稍謇涩,舌淡红苔薄白,脉沉弦。BP:150/105mmHg。

服补气药后,血压明显升高,气虚证候略改善,换方。

处方:天麻钩藤饮加减。

益母草 50g	夏枯草 15g	桑寄生 15g	杜仲 15g
木瓜 15g	法半夏 10g	天麻 15g	僵蚕 12g
地龙 15g	益智仁 20g	石菖蒲 15g	当归 15g
牛膝 20g	肉苁蓉 20g	仙灵脾 15g	巴戟天 15g
生龙牡^各20g	石决明 20g	鸡血藤 20g	三七面^冲6g

14 剂,水煎服,1 日 1 剂,早晚分服。

四诊:语言謇涩等症有明显改善,睡眠欠佳,时头晕,腿还有些发软,舌淡紫苔薄白,脉弦细。

处方:补阳还五汤去黄芪,配合天麻钩藤饮通窍活血汤加减。

牛膝 15g	地龙 15g	赤芍 12g	当归尾 15g
川芎 10g	益母草 40g	桑寄生 20g	杜仲 15g
夏枯草 20g	桃仁 15g	红花 10g	大枣 15g
决明子 20g	鳖甲 15g	熟地 15g	枸杞子 15g
仙灵脾 15g	旱莲草 20g	海蛤壳 20g	益智仁 15g
麝香^冲0.1g	紫河车粉^冲3g		

14 剂,水煎服,1 日 1 剂,早晚分服。

五诊:症状基本稳定,说话及右腿力量尚可,舌淡红,苔薄白,脉沉弦。

处方:效不更方。

杜仲 15g	桑寄生 15g	益母草 50g	夏枯草 20g
生黄芪 50g	赤芍 15g	当归尾 15g	川芎 10g
地龙 15g	生牡蛎 20g	桃仁 15g	红花 10g
仙灵脾 15g	狗脊 15g	决明子 12g	石决明 15g
天麻 15g	知母 15g	木瓜 15g	泽泻 10g
海蛤壳 15g	益智仁 15g	石菖蒲 15g	焦栀子 15g
紫河车粉^冲3g			

14 剂,水煎服,1 日 1 剂,早晚分服。

后随访肢体、语言均恢复近正常,血压现用西药控制在正常水平,已正常上班。

【按】

中风恢复期及后遗症期不仅虚实夹杂,伴发症也比较多,栗德林教授在治疗中常用合方加减治疗。况且中风病发病年龄比较高,中风前已有其他疾病存在,往往因中风旧病复发或加重,栗德林教授常兼顾之,对中风不同情况有以下经验。阳闭:灌服安宫牛黄丸,每次1丸,日两次,或保留灌肠,每次1丸,早晚各1次,达清热解毒、醒神开窍。对缺血性中风急性期神昏闭证,用清开灵注射液静脉滴注,清热解毒、活血化瘀、醒神开窍。阴闭:用苏合香丸灌服或鼻饲,每次1丸,日两次,也可保留灌肠,芳香开窍、温中行气,也可用菖蒲郁金注射液。脱证:用参附注射液静脉滴注,回阳固脱。半身麻木:多有肝阳上亢之证,如头晕目眩,急躁易怒,口苦心烦,耳鸣如潮,舌红苔黄,脉弦数者,用镇肝熄风汤加减。麻重者为气虚络脉失养,则加补气药;木重者为血虚经脉失濡,则加补血药;肢体屈伸活动不利,加活血搜风之品。口眼㖞斜:口角流涎,咀嚼无力,食物易残留于两颊,言语蹇涩,此证属络脉为痰瘀所阻,用化痰通络汤加减,祛风化痰通络。半身不遂:虽同为瘀阻所致,但有气虚、血虚风胜之别。气虚络瘀偏瘫:以瘫软无力,偏废难用为主症,当用补阳还五汤加减,以益气活血通络为主。血虚风胜络瘀:半身肢体痉挛拘急,屈伸不利而不用,用天麻钩藤饮合四物汤加减,养血平肝、息风活络,标本兼顾。言语障碍:属实证风痰阻络伴言语不清或失语者,用《妇人大全良方》中的神仙解语丹。肾虚亏:舌痿难伸、喑不能语者,治当滋肾阴,参以补其阳,用地黄饮子加减。

案一患者为脑血栓形成伴高血压、高脂血症,属血液黏稠度高所致中风。王清任《医林改错》指出中风半身不遂,偏身麻木是由气虚血瘀而致。患者气短、乏力当属气虚,气虚除运血无力导致血瘀外,还常伴水液不运、蓄湿生痰,痰瘀互结,阻滞经络而发为中风。选方补阳还五汤重用黄芪为君,大补元气,使气旺则血行水运,诚为治疗"因虚致瘀"中风之良方。案二为脑梗死后遗症,以咀嚼及吞咽不协调、饮水呛咳为主症。王清任《医林改错》曰"饮水即呛,乃会厌有血滞,用此方极效。"此方即指血府逐瘀汤,并赞曰"此方若神"。案一、案二还共兼有痰湿,故酌加化痰湿之品,案一治无形之痰,案二治可见之痰。案三为蛛网膜下腔出血、脑内多发梗死灶,既有气虚不摄导致的出血,又有气虚不行所致的瘀血,又兼痰湿蒙窍,病程较久,虚实夹杂,标本并重,故而需补气活血、化痰开窍并行,方可见效。案一、案三既体现李东垣"正气自虚"之说,又说明"久病致虚"之理。案四为高血压、冠心病、脑梗死导致健忘、思维不连贯,为动脉硬化所致,其与肾精不足、髓脑不充相关,治宜补肾益脑、兼活血化瘀改善脑部血液循环,此类患者有血管性痴呆倾向。案五较为复杂,初起伴眩晕,且血压较高,故首诊用平肝潜阳之法,二诊因患者身倦乏力较明显,因而改用益气活血之方,腿软因湿佐用温肾祛湿之品,三诊、四诊、五诊则以益气活血、补肾平肝二法兼而用之,终获良效。《景岳全书》指出此类病机为"阴亏于前,而阳损于后;阴陷于下,而阳泛于上,以致阴阳相失,精气不交",初起"精血衰耗,水不涵木,木少滋荣,故肝阳偏亢",后现本相"气虚血瘀""阴损及阳",急则治标,缓则图本,邪去扶正,防止复发。临证需仔细辨识,方有良效。

晕　厥

　　晕厥是因机体阴阳失调、气血逆乱、升降乖戾,以突然晕倒、不省人事,或伴有面白、汗出、四肢逆冷为主要表现的一种病证。其发生多有明显诱因,起病急骤,以一过性昏厥为发病特点。《素问·厥论》篇曰:"厥或令人腹满,或令人暴不知人,或至半日远至一日乃知人者。"

　　引起晕厥的原因很多,如七情内伤、饮食劳倦、外邪侵袭、亡血失津、痰饮内伏、瘀血阻滞、剧烈疼痛等。此外,创伤、妇女分娩大量出血,或用药不当、药物中毒,也可引起晕厥。而某些特殊体质更容易发生晕厥。病位在脑,涉及心、肝、脾。病性有虚实寒热之分。实者因邪气闭阻所致,或以气为主,或以血为重。虚者多因正气耗脱,或以阴亏为甚,或以阳脱为重。然阴阳互根,常虚实互见。其轻者,气血复畅,阴阳调顺,移时苏醒;重者,邪闭气脱,阴阳离绝,一厥不醒而死亡。栗德林教授认为辨治晕厥,应抓住"突然昏倒、不省人事"的主症,首先询问发病原因,其次确定病位,判断虚实,明晰寒热,分清气血,辨识顺逆,确立治则,判断转归。晕厥乃危急之候,当及时救治,醒神回厥为其首要治则,其次调和阴阳、疏理气机、交通上下。晕厥属临床急症、重症,在急诊方能见到,多采用综合抢救治疗措施,病情缓解后以防再发,则转为常规治疗。

【辨证论治】

气厥。实证:突然昏倒,不知人事,或四肢厥冷,呼吸气粗,口噤拳握,舌苔薄白,脉伏或沉弦。治法:开窍,顺气,解郁。方药:五磨饮子加减。虚证:眩晕昏仆,面色苍白,呼吸微弱,汗出肢冷,舌淡,脉沉细或微细。治法:补气、回阳、醒神。方药:四味回阳饮加减。

血厥。实证:突然昏倒,不知人事,牙关紧闭,面赤唇紫,舌黯红,脉弦有力。治法:开窍活血,顺气降逆。方药:通瘀煎加减。虚证:突然昏厥,面色苍白,口唇无华,四肢震颤,自汗肢冷,目陷口张,呼吸微弱,舌质淡,脉芤或细数无力。治法:补养气血。方药:人参养营汤加减。

痰厥。症状:突然昏厥,喉有痰声,或呕吐涎沫,呼吸气粗,舌苔白腻,脉沉滑。治法:行气豁痰。方药:导痰汤加减。

暑厥。症状:发于暑热夏季,突然昏仆,甚至谵妄,面红身热,苏醒后眩晕头痛,舌红干,脉洪数。治法:清暑益气。方药:清暑益气汤加减。

【临床验案】

案一、王某,女性,45岁,2011年4月14日初诊。

主诉:反复晕厥10年。

现病史:既往有甲亢、贫血,10年前行胆结石息肉摘除术,平素血压在90/60mmHg左右。时有晕厥,劳累或休息不好容易诱发,发作前常有恶心、呕吐等症。现时头晕,胃脘痞胀,恶心,纳差,嗳气,时反酸水,心动时缓时速,偶有期前收缩,舌淡红,苔薄白,脉弦稍滑。

西医诊断:脑供血不足。

中医诊断:晕厥,中气不足,寒热错杂。

治法:补益中气,辛开苦降。

处方:补中益气合半夏泻心汤加减。

生黄芪 30g	炒白术 15g	陈皮 15g	升麻 10g
柴胡 10g	生晒参 12g	当归 15g	海螵蛸 20g

| 黄连 10g | 黄芩 15g | 干姜 8g | 法半夏 10g |
| 鸡内金 15g | 炒莱菔子 20g | 竹茹 10g | 煅磁石 15g |

10 剂,水煎服,1 日 1 剂,早晚分服。

二诊(2011 年 4 月 25 日):住院检查材料显示:直立倾斜试验(+),红细胞低,轻度贫血,补体 C_3 改变,心律不齐,心率最慢 57 次 /min,最快 138 次 /min,血压偏低:90/60mmHg;现头晕、嗳气、痞胀减轻,偶反酸、恶心,纳食一般,舌淡红苔薄白,脉弦细稍数。

处方:补中益气汤合小陷胸汤加减。

生黄芪 50g	炒白术 15g	陈皮 15g	升麻 10g
柴胡 12g	党参 20g	炙甘草 10g	当归 12g
仙灵脾 15g	黄连 10g	法半夏 15g	瓜蒌 20g
山药 20g	生薏苡仁 25g	炒枣仁 20g	大枣 15g
阿胶^{烊化} 15g	桑黄面^冲 6g	益智仁 15g	葛根 12g

10 剂,水煎服,1 日 1 剂,早晚分服。

三诊(2011 年 5 月 5 日):近来晕厥及头晕未发,其他诸症明显减轻,纳食一般,二便尚可,舌淡红苔薄白,脉沉弦。血压 100/60mmHg。

继服前方 10 剂,后改服补中益气丸合香砂和胃丸巩固。半年后随访晕厥未发。

案二、王某,女性,46 岁,2011 年 1 月 6 日初诊。

主诉:黑矇、胸痛反复发作 2 年。

现病史:2 年来曾有几次黑矇晕厥,左侧胸闷时痛,痛如针刺,后诊断主动脉生理性弯曲处有 75% 阻塞。颈部淋巴肿大原因不明。背沉重,倦怠乏力,头晕,少寐,淋巴结肿大连左耳部痛,血常规示淋巴细胞降低,舌淡黯,苔薄白,脉弦细。

西医诊断:冠心病。

中医诊断:晕厥,气滞血瘀。

治法:行气化瘀。

处方:血府逐瘀汤合木金散加减。

| 当归 15g | 生地 12g | 桃仁 15g | 红花 10g |

甘草 10g	枳壳 15g	赤芍 15g	柴胡 15g
川芎 10g	桔梗 20g	牛膝 15g	郁金 15g
木香 10g	浙贝 15g	瓜蒌 15g	延胡索 15g
夏枯草 20g	白芥子 15g	生牡蛎 20g	玄参 15g
夜交藤 30g	合欢皮 20g		

7 剂,水煎服,1 日 1 剂,早晚分服。

二诊(2011 年 1 月 13 日):最近未再发生晕厥,胸闷背沉见轻,头晕、少寐稍好,淋巴结肿大、疼痛减轻,舌淡黯,苔薄白,脉弦细。继服前方 21 剂,未发晕厥,上述诸症进一步减轻,淋巴结肿大但不痛,舌淡稍黯,苔薄白,脉弦细,予血府逐瘀胶囊口服巩固。八个月后因感冒求治时自述晕厥未发。

案三、王某,女,39 岁,2010 年 10 月 25 日初诊。

主诉:夜间喘后晕厥反复发作半年。

现病史:半年来时有头晕,腿软,气粗、喘后晕厥,每生气则加重。现每晚后半夜出现气粗、喘则晕厥,时有欲哭欲笑欲闹,口干欲饮水,舌尖偏红苔薄白,脉弦细。BP:120/90mmHg。

西医诊断:血管运动失调性晕厥。

中医诊断:晕厥,脏躁,肝郁气滞。

治法:疏肝养血,润燥安神。

处方:柴胡疏肝散合木金散、甘麦大枣汤加减。

甘草 15g	小麦 10g	大枣 15g	柴胡 15g
白芍 20g	香附 15g	枳壳 20g	当归 15g
川芎 10g	郁金 15g	木香 10g	夜交藤 30g
合欢皮 20g	法半夏 10g	陈皮 15g	炒枣仁 20g
蔓荆子 15g	僵蚕 12g		

7 剂,水煎服,1 日 1 剂,早晚分服。

二诊(2010 年 11 月 1 日):心情较前舒畅,情绪较为稳定,晕厥仅发作一次,较前时间缩短,委屈欲哭闹感减轻,眠差易醒,二便可,舌淡红苔薄白,脉弦细。前方加琥珀面 6g 冲服,继服 14 剂,诸症明显减轻,晕厥未再发,偶感头晕,再服 14 剂,后改服加味逍遥丸巩固。家人后来告知自此再未发生晕厥。

【按】

案一既往多病体虚,心律不齐,系因正气本虚,劳则耗气,脾不升清,胃不降浊,浊阴上犯清窍,而致晕厥。治当益气升清、和胃降浊,方用补中益气汤合半夏泻心汤,并酌加鸡内金、莱菔子、海螵蛸、磁石消食制酸、潜镇降浊之品。脾胃失和,运化失常,停食聚痰,郁于胸脘,故二诊用小陷胸汤化痰开结散其郁结。中焦邪去正复,气机升降有序,则晕厥不发。案二西医诊断为主动脉生理弯曲处阻塞,伴胸刺痛、舌黯,此当为王清任所云“胸中血府血瘀”;淋巴结肿大伴背痛疲乏,当属“痰注”。此患为瘀痰互结、血行不畅、清窍失养之证,治当活血化瘀、行气化痰、软坚散结,方用血府逐瘀汤、木金散合浙贝、瓜蒌、夏枯草、白芥子、生牡蛎化痰软坚之品。瘀去痰散,气血顺畅,则晕厥未作。案三由生气引发,气喘粗而厥,伴时欲哭笑喧闹,此为肝气郁滞,痰气交阻,气闭一时,清窍不通,心神失养。治当疏肝解郁、行气化痰、养心安神,方用柴胡疏肝散、木金散、甘麦大枣汤,合陈皮、半夏、僵蚕、合欢皮、炒枣仁、夜交藤化痰开郁、养血安神之品。诸药合用,使肝气条达,气行顺畅,无所闭塞,则不作晕厥。上三案晕厥,病位或在脾胃,或在心脉,或及肝脾;病性或气机逆乱,或瘀痰相结,或痰气郁闭,各有侧重。栗德林教授治之,审病因,辨病位,明气血,分虚实,随证加减,不泥前人,故而疗效显著。

痴　呆

痴呆是由肾精亏虚、髓海空虚,或痰瘀阻窍、毒损脑络所致神机失用而出现的一类以呆傻愚笨为主要临床特点的慢性进展性疾病。轻者神志淡漠,少言寡语,反应迟钝,善忘;重则闭门独居,终日不语,口中喃喃,言辞颠倒,哭笑无常,不欲饮食,不知饥饿,不修边幅,甚至不知羞耻。发生痴呆最主要的原因为年迈体虚,肾精亏虚,髓海空虚,神机失用,即所谓“年高无记性者,脑髓渐空”。此外情志不遂、久病消耗,或损伤肝脾肾心,脑窍失养;或酿成痰瘀毒邪,损伤脑络;或化生肝风气火,上扰清窍,均可导致痴呆。本病病位在脑,涉及心、肝、脾、肾,尤以肾虚为要。病机常相互转化,早期肾虚精亏、痰浊血瘀,晚期累及心肝脾肾,酿生毒邪、败坏脑髓,难治不愈。西医学中的老年性痴呆(阿尔茨海默病)、血管性痴呆、混合性痴呆、脑叶萎缩症、正压性脑积水、脑淀粉样血管病、代谢性脑病、中毒性脑病等表现痴呆者可参照辨治。

【辨证论治】

痴呆首先应辨明脏腑,确定病位;其次辨别病性,明确虚实;然后抓住早期,积极治疗。补虚扶正、培补后天、充髓养脑治其本,开郁逐痰、活血通窍、平肝泻火治其标。

髓海不足:头晕耳鸣,记忆力和计算力明显减退,懈惰思卧,齿枯发焦,腰酸骨软,步行艰难,舌瘦色淡,苔薄白,脉沉细弱。治法:补肾益髓,填精养神。方药:七福饮加减。

脾肾两虚:表情呆滞,沉默寡言,记忆减退,口齿含糊,词不达意,伴腰膝酸软,肌肉萎缩,食少纳呆,气短懒言,口涎外溢或四肢不温,腹痛喜按,鸡鸣泄泻,舌质淡白,舌体胖大,苔白,或舌红,苔少或无苔,脉沉细弱。治法:补肾健脾,益气生精。方药:还少丹加减。

痰浊蒙窍:表情呆钝,智力衰退,或哭笑无常,喃喃自语,或终日无语,呆若木鸡,伴不思饮食,脘腹胀痛,痞满不适,口多涎沫,头重如裹,舌质淡,苔白腻,脉沉数滑。治法:健脾化浊,豁痰开窍。方药:洗心汤加减。

瘀血内阻:表情迟钝,言语不利,善忘,易惊恐或思维异常,行为古怪,伴肌肤甲错,口干欲饮,双目黯晦,舌质黯或有瘀点瘀斑,脉细涩。治法:活血化瘀,开窍醒脑。方药:通窍活血汤。

【临床验案】

案一、李某,男,72 岁,2010 年 11 月 18 日初诊。

主诉:时时欲哭,睡眠颠倒 4 个月。

现病史:曾患脑梗死 3 次,最后一次在 4 个月前,诊断血管性痴呆,平素体胖,血糖、血压偏高,血脂控制相对较好;多次感染,现进行胃管鼻饲。现时时欲哭,睡眠颠倒,昼不精、夜不寐,咳嗽痰多,欲吐不出,身热汗出多,舌黯紫,苔薄白,脉弦缓。西医查体:双肺呼吸音粗糙,可闻及痰鸣音。

西医诊断：血管性痴呆。

中医诊断：痴呆，痰浊蒙窍。

治法：化痰开窍。

处方：温胆汤加减。

橘皮 15g	清半夏 15g	茯苓 20g	炙甘草 10g
枳壳 15g	竹茹 12g	川贝母 12g	胆南星 10g
葶苈子^包15g	白芥子 12g	金荞麦 20g	蒲公英 20g
黄芩 15g	黄连 15g	葛根 15g	丹参 15g
决明子 15g	合欢皮 20g	浮小麦 50g	无柄灵芝粉^冲15g

7剂，水煎服，1日1剂，早晚分服。

二诊：时哭减少，已不发热，咳嗽咳痰，不能自出，自汗较多，睡眠尚可，二便正常，舌黯红少苔，脉沉细。

处方：

橘皮 15g	清半夏 10g	茯苓 20g	炙甘草 10g
枳壳 15g	竹茹 15g	冬瓜仁 15g	苇茎 20g
海蛤壳 15g	川贝母 12g	麦冬 15g	浮小麦 50g
大枣 15g	菖蒲 15g	郁金 15g	三七粉^冲6g
仙灵脾 15g	旱莲草 15g	益智仁 15g	大血藤 15g

7剂，水煎服，1日1剂，早晚分服。

三诊：药后神志状态显著改善，无故哭泣消失，自汗减少，时有呛咳，痰量较多，但咳吐困难，睡眠饮食尚可，舌黯红，苔薄白，脉沉细缓。

处方：

橘皮 15g	清半夏 10g	茯苓 20g	炙甘草 10g
枳壳 15g	竹茹 15g	冬瓜仁 15g	苇茎 20g
海蛤壳 15g	川贝母 15g	麦冬 15g	大枣 15g
菖蒲 15g	郁金 15g	三七粉^冲6g	仙灵脾 20g
益智仁 15g	大血藤 20g	旱莲草 20g	胆南星 12g
鸡血藤 20g	路路通 15g	桃仁 15g	红花 10g

7剂，水煎服，1日1剂，早晚分服。麝香2g（每次0.125g，晚间冲服）。

四诊：神志状态继续好转，有时糊涂，痰咯不出，白天练功后下肢浮肿，晨起消退,舌黯润,脉弦。

处方:温胆汤合黄芪桂枝五物加减。

橘皮 15g	清半夏 15g	茯苓 20g	炙甘草 10g
枳壳 15g	竹茹 15g	冬瓜仁 15g	菖蒲 15g
郁金 12g	芦根 15g	麻黄 6g	杏仁 12g
炒白术 15g	山药 20g	木瓜 15g	益智仁 15g
生黄芪 30g	三七粉^冲 6g	麦冬 15g	党参 20g
桃仁 15g	红花 10g	桂枝 10g	白芍 15g

7剂,水煎服,1日1剂,早晚分服。麝香2g(每次0.125g,晚间冲服)。

案二、孟某,女,79岁,2012年8月30日初诊。

主诉:言语不清,半身不遂3个月。

现病史:3个月前多发性腔梗,左侧为重,右半身活动不利,现少言语,不能做正确的回答,昼夜颠倒,日间时时欲睡,夜间难以入眠,记忆力明显减退,尚能识人,小便造瘘,大便偏干,舌红绛,唇黯,脉弦细。

西医诊断:多发性腔梗。

中医诊断:痴呆,瘀血阻络。

治法:补气活血通络。

处方:补阳还五汤加减。

赤芍 15g	当归尾 15g	川芎 12g	地龙 15g
生黄芪 50g	桃仁 20g	红花 10g	桑螵蛸 20g
益智仁 15g	葛根 30g	制首乌 15g	远志 15g
石菖蒲 15g	郁金 15g	白芷 12g	决明子 30g
海蛤壳 20g			

14剂,水煎服,1日1剂,早晚分服。

二诊:诸症略有改善,走路时可抬头,问答时能说上两句话,但不愿回答问题,意识尚可,两腿无力,迈不开步,尿稍浑浊,大便基本正常,舌尖稍红,苔白微黄,脉弦细。

处方:补阳还五汤合导赤散加减。

赤芍 15g	当归尾 15g	川芎 15g	地龙 15g

生黄芪 50g	桃仁 20g	红花 10g	重楼 20g
生地 15g	川木通 10g	竹叶 10g	葛根 30g
丹参 20g	益智仁 20g	石菖蒲 15g	郁金 15g
海蛤壳 20g	白芷 12g	决明子 20g	

14 剂,水煎服,1 日 1 剂,早晚分服。另服苏合香丸 1 丸,日两次。

后长期口服上述汤药及丸药巩固。

案三、王某,男,80 岁,2010 年 9 月 2 日初诊。

主诉:记忆力减退 3 年,全身窜走疼痛 5 日。

现病史:患老年痴呆 3 年,近半年走路明显迟缓不稳,记忆力明显减退,近几天全身窜走疼痛,怕冷,无外感症状,饮食尚好,便溏日 2~3 次,有尿等待现象,舌淡紫,苔薄润滑,脉沉细结。

西医诊断:阿尔茨海默病。

中医诊断:痴呆,气滞血瘀。

治法:活血行气化瘀。

处方:身痛逐瘀汤加减。

牛膝 15g	地龙 15g	羌活 15g	秦艽 12g
香附 10g	当归 15g	川芎 10g	炙甘草 10g
桃仁 15g	红花 10g	生黄芪 40g	仙灵脾 20g
海桐皮 15g	防风 10g	延胡索 15g	石菖蒲 15g
海蛤壳 15g	郁金 10g	浙贝 12g	杜仲 15g

21 剂,水煎服,1 日 1 剂,早晚分服。

二诊:行走缓慢,但较前平稳,记忆力明显减退,身痛减轻,但双膝关节仍疼痛,怕冷减轻,大便次数多,每次量少,不干不溏,排尿稍痛快,舌淡黯,苔薄白润,脉沉细。

处方:补阳还五汤加减。

生黄芪 50g	桂枝 12g	赤芍 15g	当归 15g
川芎 10g	地龙 15g	桃仁 15g	红花 10g
益智仁 15g	石菖蒲 15g	郁金 15g	砂仁 10g
菟丝子 20g	沙苑子 15g	仙灵脾 15g	炙首乌 15g

| 海蛤壳 15g | 升麻 10g | 威灵仙 15g | 乌梢蛇 15g |

21 剂,水煎服,1 日 1 剂,早晚分服。

案四、王某,男,64 岁,2010 年 5 月 24 日初诊。

主诉:记忆减退伴情志异常 5 年。

现病史:2005 年癫痫发作,2007 年当地医院诊断为脑萎缩,平素血脂超标,有痴呆表现,记忆力明显减退,时傻笑,少言语,说话易错,自觉无异常,睡眠差,舌体稍胖,质淡红,苔白微黄而腻,脉濡细。

西医诊断:脑萎缩。

中医诊断:痴呆,气虚血瘀。

治法:益气活血化瘀。

处方:黄芪桂枝五物汤合补阳还五汤加减。

桂枝 10g	生黄芪 30g	白芍 15g	炙甘草 10g
赤芍 15g	当归 15g	川芎 10g	地龙 15g
桃仁 15g	红花 10g	益智仁 15g	石菖蒲 15g
陈皮 15g	法半夏 10g	茯苓 15g	浙贝 15g
郁金 15g	僵蚕 15g	升麻 12g	土鳖虫 15g

14 剂,水煎服,1 日 1 剂,早晚分服。

二诊:记忆力差,时傻笑,少言语,说话易错,睡眠稍好,二便正常,舌有齿痕,苔白微黄而腻,脉弦细。BP:105/70mmHg。

处方:黄芪桂枝五物汤合温胆汤加减。

生黄芪 50g	桂枝 10g	赤芍 15g	大枣 15g
法半夏 15g	陈皮 15g	茯苓 20g	竹茹 12g
浮小麦 50g	葛根 20g	三七面^冲 6g	丹参 15g
山奈 15g	决明子 15g	滑石粉^包 15g	车前子^包 15g
益智仁 15g	石菖蒲 15g	白蒺藜 20g	平盖灵芝 15g

14 剂,水煎服,1 日 1 剂,早晚分服。苏合香丸次 1 丸,日两次。

三诊:睡眠见好,便稀,记忆力仍减退,舌淡红有齿痕,苔薄白,脉弦细。

处方:温胆汤加减。

| 陈皮 15g | 法半夏 10g | 茯苓 20g | 炙甘草 10g |

枳壳 15g	青礞石 12g	益智仁 15g	远志 15g
石菖蒲 15g	僵蚕 12g	鸡血藤 15g	路路通 15g
木蝴蝶 15g	土鳖虫 12g	女贞子 15g	旱莲草 20g
仙灵脾 15g	合欢皮 20g	郁金 15g	龟甲胶 10g

14剂,水煎服,1日1剂,早晚分服。

四诊:睡眠基本规律,大便日1次稍溏,胸中不适,偶尔咳嗽,舌黯苔白微黄,脉弦细。

处方:血府逐瘀汤加减。

当归 15g	生地 15g	桃仁 12g	红花 10g
炙甘草 10g	枳壳 20g	赤芍 15g	柴胡 15g
川芎 10g	桔梗 20g	牛膝 15g	路路通 15g
木蝴蝶 15g	生薏苡仁 20g	藿香 15g	香薷 15g
山药 20g	益智仁 15g	石菖蒲 15g	郁金 15g

7剂,水煎服,1日1剂,早晚分服。

五诊:现记忆力仍减退,但较安静,可与外人进行几个字的简单交流,睡眠可,二便调,舌淡红,有齿痕,苔薄白,脉弦。

处方:黄芪桂枝五物汤加减。

桂枝 10g	生黄芪 50g	白芍 15g	大枣 15g
蔓荆子 15g	升麻 10g	葛根 15g	党参 20g
石菖蒲 15g	郁金 15g	川楝子 12g	益智仁 15g
杜仲 15g	海蛤壳 15g	丹参 15g	鸡血藤 15g
当归 15g	川芎 10g	仙灵脾 15g	白芷 12g

14剂,水煎服,1日1剂,早晚分服。

【按】

案一为反复中风继发痴呆,患者平素形体肥胖、饮食不节制、为痰湿体质,中风后吞咽困难,反复感染,痰浊壅肺,"痰积于胸中,盘踞于心外,使神明不清,而成呆病矣"。《石室秘录》言"痰气最盛,呆气最深",认为"治呆无奇法,治痰即治呆也"。多次中风、舌质黯紫,瘀血之象明显。初诊痰热内闭为主、血瘀为次,治以化痰开窍、清热解毒、兼活血化瘀。热势减退,痰浊仍盛,用豁痰开窍、活血化瘀加补肾益智之品。后神志好转,窍闭减轻,治病求源,予化痰开窍、益气活血、补肾益智之法,方选温胆汤合黄芪桂枝五物汤加减,扶正培本、补虚泻实,体现了栗德林教授"病久必虚""虚实夹杂"的治则。案二亦为中风继发,属王清任言"凡有瘀血也,令人善忘",是中风气虚血瘀所致,故用补阳还五汤益气活血通络,并配苏合香丸化浊开窍醒神。案三行迟、善忘、身痛,为瘀血闭阻经络、脑窍,初用身痛逐瘀汤活血行气、祛瘀通络、通痹止痛。后身痛减轻,继以补阳还五汤益气活血通络、扶正祛邪,标本同治。案四属痫证继发呆病,痰闭血瘀、脑窍失养则发痴呆。治当益气活血、化瘀通络、化痰开窍,仍用黄芪桂枝五物汤、补阳还五汤、血府逐瘀汤合温胆汤等。痴呆既有原发,又有继发于中风、痫证者,无论何病所致,发为何病,病机相同,均可用同法。上诸病案体现了栗德林教授治痴呆多用"痰瘀同治"之法和"异病同治"的灵活辨证思路。

颤　证

　　颤证是指由内风引动、筋脉失养引起的以头部或肢体摇动、颤抖为主要临床表现的一种病证。轻者仅有头或手足微颤;重者躯体、四肢颤动不止。《黄帝内经》称之为"振掉"。颤证多发于中老年人,以内因为主,多由内伤劳倦、情志失调、饮食不节、先天不足引起;而外感疫邪、头部外伤、长期服药等亦可致病。病位在脑髓、筋脉,涉及肝、肾、脾、胃、心。《素问·至真要大论》谓:"诸风掉眩,皆属于肝。"明代王肯堂《证治准绳·杂病》曰:"颤,摇也;振,动也。筋脉约束不住而莫能任持,风之象也。"多为肝肾不足,正虚邪恋,本虚标实,虚实互见。虚者多为肝肾不足、气血两虚、筋脉失养、虚风内动;实者常见火热、痰浊、瘀血。初期颤证多见痰热内阻、血瘀动风,逐渐气血两虚、正气不足,终则肝肾不足、血瘀动风加重。

【辨证论治】

　　栗德林教授认为颤证辨证需辨轻重,审标本,察虚实。颤震幅度较小,可以自制,脉小弱缓慢者为轻;颤震幅度较大,生活不能自理,脉虚大急疾者为重。病象头摇肢颤为标,脑髓、肝肾虚损为本;病机气血亏虚、髓海不足为本,瘀痰风火内盛为标。

风阳内动:眩晕头胀,面红,口干舌燥,易怒,腰膝酸软,睡有鼾声,渐见头摇肢颤,不能自主,舌红,苔薄黄,脉弦或弦细。治法:滋阴潜阳。方药:滋生青阳汤加减。

髓海不足:头摇肢颤,头晕目眩,耳鸣,善忘,寤寐颠倒,重则神呆,啼笑反常,言语失序,舌质淡红体胖大,苔薄白,脉多沉弦或弦细。治法:填精益髓。方药:龟鹿二仙膏加减。

气血亏虚:头摇肢颤,眩晕,心悸而烦,动则气短懒言,纳呆,乏力,畏寒肢冷,汗出,溲便失常,舌体胖大质淡红,苔薄白滑,脉沉濡或沉细。治法:益气养血,平肝熄风。方药:归脾汤或天麻钩藤饮加减。

痰热动风:头摇,头晕目眩,肢麻震颤,手不能持物,甚至四肢不知痛痒,胸闷泛恶,甚至呕吐痰涎,咳喘,痰涎如缕如丝,吹拂不断,舌体胖大有齿痕,舌质红,苔白厚腻或黄腻,脉滑数或濡数。治法:豁痰熄风。方药:导痰汤加减。

【临床验案】

案一、毛某,男,63 岁,2011 年 4 月 4 日初诊。

主诉:两手颤抖 3 月。

现病史:高血压 3~4 年,住院经 CT 检查,诊断右侧肾上腺腺瘤、左肾上腺增生、多囊肝肾、胆结石,最近 3 个月血压控制尚可,时两手颤抖,1 分钟左右自行缓解,头晕,耳鸣,口干,心慌,压差 >40mmHg,今日就诊 BP:150/80mmHg。舌质黯,苔薄白,脉沉弦细。

西医诊断:右侧肾上腺腺瘤。

中医诊断:颤证,阴虚风动兼有血瘀。

治法:滋阴息风、活血化瘀。

处方:天麻钩藤饮合六味地黄丸加减。

天麻 15g	钩藤 20g	桑寄生 20g	益母草 50g
石决明 15g	决明子 15g	夏枯草 20g	熟地 20g
山药 20g	山茱萸 15g	茯苓 15g	泽泻 10g

牛膝 15g　　　地龙 15g　　　鸡血藤 20g　　　穿山甲面^冲6g

7 剂,水煎服,每日 1 剂,早晚分服。

二诊(2011 年 4 月 11 日):右半身发软无力,血压时高、时低,现服厄贝沙坦,舌淡黯,苔薄白,脉弦细。BP:138/76mmHg。

处方:六味地黄汤加味。

熟地 20g	山药 20g	山茱萸 15g	茯苓 15g
泽泻 10g	牛膝 15g	生黄芪 50g	赤芍 15g
川芎 10g	当归 15g	地龙 15g	益母草 30g
生牡蛎 20g	白花蛇舌草 20g	穿山甲面^冲5g	土鳖虫 15g
猪苓 15g	半枝莲 15g	桑螵蛸 15g	夜交藤 30g

14 剂,水煎服,每日 1 剂,早晚分服。

三诊(2011 年 4 月 25 日):震颤间断发作,左腿有过电感觉,眼口干燥,血压升高,不用药可自行恢复,口中气味较大,梦多,舌淡黯,苔白,脉弦细。BP:140/90mmHg。

处方:知柏地黄丸加减。

知母 12g	黄柏 6g	熟地 15g	山茱萸 15g
山药 20g	泽泻 10g	茯苓 15g	车前子^包15g
益母草 30g	水蛭粉^冲3g	生牡蛎 20g	僵蚕 12g
白花蛇舌草 15g	黄药子 10g	三棱 10g	莪术 10g

14 剂,水煎服,每日 1 剂,早晚分服。

四诊(2011 年 5 月 10 日):发作明显减少,发作时汗出较多,目干涩,口微苦,心烦,少寐多梦,头晕,血压 130/90mmHg,24 小时动态心电图有短阵心动过速,偶发室早和窦缓,经常有口腔溃疡,舌黯,苔薄,脉沉弦。

处方:二陈汤合酸枣仁汤加减。

陈皮 15g	法半夏 10g	茯苓 20g	炙甘草 10g
枳壳 15g	桔梗 20g	葛根 15g	当归 15g
川芎 10g	菖蒲 15g	焦栀子 15g	生地 15g
知母 10g	大血藤 20g	合欢皮 20g	夜交藤 20g
炒枣仁 20g	远志 15g	龙胆草 6g	斑褐孔菌 15g

7 剂,水煎服,每日 1 剂,早晚分服。

五诊(2011年5月17日):近来又有发作,腿发软,肢体有触电感,心悸,胸闷,口苦,痰中带血腥味,少寐多梦,腰酸胀感,舌黯苔白,脉沉弦,左偏弱,寸小。BP:145/85mmHg

处方:膈下逐瘀汤加味。

桃仁 15g	牡丹皮 15g	赤芍 15g	乌药 20g
延胡索 15g	当归 15g	川芎 10g	五灵脂 12g
红花 10g	枳壳 15g	香附 15g	大血藤 20g
乳香 10g	没药 10g	土鳖虫 12g	杜仲 15g
车前子^包20g	女贞子 15g	夜交藤 20g	合欢花 15g

7剂,水煎服,每日1剂,早晚分服。

六诊(2011年5月24日):诸症稍改善,触电感不显,咳痰血腥味已无,仅腰胀酸,右下肢发软,舌淡黯,脉沉弦。BP:130/75mmHg

处方:膈下逐瘀汤合二至丸加味。

桃仁 15g	牡丹皮 15g	赤芍 15g	乌药 20g
延胡索 15g	当归 15g	川芎 10g	五灵脂 12g
红花 10g	枳壳 15g	香附 15g	大血藤 20g
杜仲 15g	牛膝 20g	乳香 10g	没药 10g
王不留行 15g	路路通 15g	旱莲草 20g	女贞子 20g
穿山甲面^冲5g			

7剂,水煎服,每日1剂,早晚分服。

七诊(2011年5月31日):血压相对稳定,近期因胸闷、右胸痛住院治疗,心电检查未见异常。现仍麻木,胸闷痛,气短,二便正常,舌淡黯,苔薄白,脉弦细。

处方:血府逐瘀汤加减。

当归 15g	川芎 10g	桃仁 15g	红花 10g
生蒲黄^包15g	五灵脂 15g	郁金 15g	木香 10g
合欢皮 20g	夜交藤 30g	远志 15g	石菖蒲 15g
柴胡 15g	白芍 20g	牛膝 15g	地龙 15g
瓜蒌 30g	枳壳 15g		

14剂,水煎服,每日1剂,早晚分服。

八诊(2011年6月15日):BP:140/70mmHg,右胸部尚痛,每站久、累时乃发,时背痛,胆结石,时发疼痛,口苦,舌黯,苔薄白微黄,脉沉弦。

处方:桃红四物汤合失笑散、木金散加减。

当归15g	川芎10g	桃仁15g	红花10g
生蒲黄^包15g	五灵脂15g	旋覆花^包12g	代赭石15g
法半夏15g	瓜蒌20g	远志15g	石菖蒲15g
郁金15g	木香10g	车前子^包20g	水蛭粉^冲3g

5剂,水煎服,每日1剂,早晚分服。

九诊(2011年6月20日):去年9月,突然血压升高打点滴后又出现反应,其他症状如胸部疼痛,手发颤等均未发,现有时突感气短,长息缓解,睡眠好,梦已不多,头已不晕,时耳鸣,口已不干,舌黯,苔白,脉沉弦。BP:130/90mmHg,检查ACTH偏高,总胆固醇高,右肾上腺有占位,左肾皮质增粗,多囊肾,心电图:P:62次/min。

处方:天麻钩藤饮合杞菊地黄丸加减。

天麻15g	钩藤20g	法半夏10g	陈皮15g
菊花10g	枸杞子15g	熟地20g	山茱萸15g
益母草30g	旋覆花^包15g	生赭石20g	郁金15g
夏枯草20g	鸡内金15g	僵蚕15g	地龙15g
丹参15g	生龙牡^各15g	石决明15g	无柄灵芝粉^冲10g

7剂,水煎服,每日1剂,早晚分服。

案二、贾某,女,88岁,2009年8月17日初诊。

主诉:四肢颤抖,双腿无力两年。

现病史:患者两腿发颤两年,神经内科诊为不宁腿综合征,缺血性脑血管疾病。现时而两腿、两臂有颤抖,两腿无力,难行走,时口干微苦,饮水较多,大便秘,不甚干燥,舌质红紫,苔黄白而干,脉弦滑。BP:130/70mmHg。

西医诊断:不宁腿综合征,缺血性脑血管疾病。

中医诊断:颤证,阴虚风动。

治法:滋阴息风。

处方:天麻钩藤饮加减。

天麻 15g	法半夏 10g	钩藤 20g	桑寄生 15g
杜仲 12g	僵蚕 12g	蜈蚣 2 条	地龙 15g
独活 15g	肉苁蓉 20g	石斛 20g	生白术 25g
紫菀 20g	火麻仁 15g	酒大黄 12g	芡实 12g
生黄芪 30g	知母 15g	麦冬 20g	玄参 15g

7 剂,水煎服,每日 1 剂,早晚分服。

二诊(2009 年 8 月 24 日):腿颤略减,两腿胀痛,下午重,怕凉,大便仍不易排出而腹痛,舌淡紫,苔薄,脉弦细。

处方:天麻钩藤饮加减。

天麻 15g	钩藤 15g	独活 20g	地龙 15g
牛膝 15g	杜仲 12g	威灵仙 15g	土鳖虫 12g
僵蚕 15g	蜈蚣 2 条	穿山龙 15g	茯苓 15g
火麻仁 15g	大黄^{单包} 8g	黄芪 30g	玄参 15g
肉苁蓉 20g	生白术 20g	芡实 15g	泽泻 12g

7 剂,水煎服,每日 1 剂,早晚分服。

嘱大黄视大便情况,便稀则不加。

后诸症好转。

案三、郭某,女,87 岁。2009 年 9 月 20 日初诊。

主诉:头摇,下颏下肌肉颤动 3 个月

现病史:慢性咽炎多年,晨起咳嗽,咯吐少量白黏痰。近 3 年口燥咽干加重,头晕,耳鸣,两腿酸软,左膝肿痛,腰酸痛,行走费力。近 3 个月来头微摇动,下颏下肌肉颤动不已,对吃饭产生一定影响,手也微微颤动,但尚可自理。BP:110/70mmHg,脑 CT 检查提示脑动脉硬化。舌质偏红少苔,脉弦细。

西医诊断:脑动脉硬化。

中医诊断:颤证,肝肾不足、虚风内动。

治法:补益肝肾,平肝息风。

处方:天麻丸,每次 1 丸,日两次。忌辛辣、生冷、油腻。

服用 4 个月,颤证止。

案四、赵某,女,67 岁。2010 年 6 月 7 日初诊。

主诉:头部不由自主晃动 1 年余。

现病史:既往患高血压,冠心病,心律失常,心电图示:频发室性期前收缩。近 1 年来出现头不自主晃动,头晕,耳鸣如蝉,按之则减,腰酸,五心烦热,口干微渴,饮水不多。BP:140/85mmHg,脑 CT:脑动脉硬化,腔隙性脑梗死。舌质黯红,苔薄微黄,脉沉细稍数。

西医诊断:脑动脉硬化,腔隙性脑梗死,冠心病,高血压。

中医诊断:颤证,心悸,眩晕,肝肾阴虚,肝阳上亢,镇肝息风。

治法:滋补肝肾,镇肝息风。

处方:杞菊地黄丸与天麻丸,配合宁心宝。

丸药每次各 1 丸,日 2 次,温开水送服。宁心宝次 2 粒,日 3 次。

服用 6 个月,颤证止,心律规整。

【按】

案一为肾上腺腺瘤、增生及 ACTH(促肾上腺皮质激素)升高所致两手颤抖,伴头晕、耳鸣、腿软、口干、少寐多梦。此类颤证为肾阴亏虚,水不涵木,肝阳上亢,阳化风动所致。治宜滋补肾水、平息肝风。选六味地黄丸,其为钱乙专为幼科补肾所制,滋补肝脾肾之阴液,天麻钩藤饮为"平肝降逆"之剂,标本同治之法。本案由有形瘤体所致,为痰瘀蕴毒结聚而成,颤证遂成,治疗宜缓而图其根,故加膈下逐瘀汤、二陈汤及白花蛇舌草、半枝莲、牡蛎、三棱、莪术,逐瘀、化痰、解毒、散结。粟德林教授认为结合西医检查延伸中医四诊所及、协助立法,适当配伍药物确能提高中医疗效。经治疗,瘤体、增生未进展,症状均好转,可带瘤生存。注意穿山甲现临床已停用,可用替代品。案二西医诊断不宁腿综合征、缺血性脑血管疾病,四肢发颤频繁,同样滋阴息风为先,方选天麻钩藤饮,但此案病史两年多,病深日久,阴损及阳,腿胀畏寒,阴阳两虚,脉络瘀阻,故加益气温阳、活血通络之品。案三、四均为肝肾不足、虚风内动所致,此类患者较为常见。在临床或日常与老年人接触中常见到老人头颤或摇摆不定,通常脑 CT 检查均可见到脑动脉硬化,或脑不同部位的轻度萎缩,病情进展缓慢。此类患者,可用丸药,缓而图之。

肝肾阴虚、肝阳偏亢动风多见,但往往也有阴损及阳之表现,因此用天麻丸比较适宜。天麻丸由天麻、羌活、独活、杜仲、牛膝、制附子、当归、生地、玄参组成,用天麻散外风熄内风,羌活、独活祛风燥湿,牛膝、杜仲补肝肾强筋骨,生地、玄参滋水涵木,以制亢阳,当归养血补肝,配制附子燥湿化痰、祛风止痉,防阴损及阳,有阴中求阳之意。医家多认为颤证系"年老阴血不足,水少不能制盛火"所致,孰不知阴阳两虚,甚至阳气衰微,亦为可见。此病虽为难治之证,经临证综合辨治,常可获满意效果。

痿 证

痿证系指肢体筋脉弛缓,软弱无力,日久不能随意运动而致肌肉萎缩的一种病证。痿大致包含两种含义:一则患者久病的肢体像干枯的树枝一样、枯萎消瘦、肌肉萎缩;再则患者肢体痿弱、软弱无力、不能随意运动。发生在下肢者,古称"痿躄"。本病病因有外感和内伤两个方面。外感多责之于感受风、热、湿、暑、燥,或温毒邪气,浸淫肢体筋脉。内伤责之于情志、饮食、劳倦,致脾胃虚弱,肝肾亏虚,筋脉失养;或瘀血、痰浊痹阻脉络,毒损络脉,筋脉失养。此外还有跌仆损伤瘫痪成痿者。外感致痿多属实,内伤致痿有虚有实,或虚实夹杂,但虚证居多。病位主要在四肢筋肉,涉及肺、脾、胃、肝、肾等脏腑。发病急少缓多,外邪所致者多发病、演变相对快,内伤、瘀血所致者多呈慢性病程。感受温热燥邪或湿热毒损,发病较快,甚发为暴痿。失治误治,延绵不愈,亦可转为慢性进程。病机可相互转化,因虚致实,因实致虚,终致虚虚实实,阴阳互损,沉疴难起。西医之多发性神经炎、急性脊髓炎、进行性肌萎缩、重症肌无力、周期性瘫痪、肌营养不良症、多发性硬化、运动神经元病和其他中枢神经系统感染表现为肌无力、肌萎缩、瘫痪者,可参考痿证辨治。

【辨证论治】

栗德林教授认为痿证辨治首先应分虚实缓急,明确疾病性质,其次应辨涉及脏腑,确定累及部位,以便确立"治痿独取阳明""泻南方,补北方"及补虚泻实等法则。补者应重在扶正柔筋,泻者重在祛邪舒筋。临床采用分证论治之法。

肺热津伤：始发热，或热退后突然肢体软弱不用，皮肤枯燥，心烦口渴，咽干、咳呛、少痰，小便短赤，大便秘结，舌红苔黄，脉细数。治法：清热润肺，濡养筋脉。方药：清燥救肺汤加减。

湿热浸淫：四肢痿软，身体困重，胸脘痞闷，或微肿麻木，尤多见于下肢，或足胫热蒸或发热，小便赤涩，舌红或胖大，苔黄厚腻，脉濡数或细数。治法：清热祛湿，通利筋脉。方药：加味二妙散加减。

脾胃亏虚：肢体痿软无力日重，食少纳呆，腹胀，便溏，面浮不华，气短，神疲乏力，舌淡，舌体胖大，苔薄白，脉沉细或沉弱。治法：健脾益气。方药：参苓白术散加减。

肝肾亏损：起病缓慢，下肢痿软无力，腰脊酸软，不能久立，或伴眩晕、耳鸣、遗精早泄，或月经不调，甚至步履全废，腿胫大肉渐脱，舌红少苔，脉沉细数。治法：补益肝肾，滋阴清热。方药：虎潜丸加减。

【临床验案】

案一、刘某,女,33岁,2009年10月28日初诊。

主诉：下肢无力不能行走4年。

现病史：患者2005年产后因调养不当，开始自觉两肩酸麻，膝盖时软，行走无力，后因外感风寒出现鼻塞，头重身倦，身如虫行感，渐至不能行走，需坐轮椅外出，由其弟背上楼，口干，下午饮水较多，舌偏黯紫，苔较厚黄白相间，脉弦细稍数。在广州、上海化验：肝功能正常。

西医诊断：肌无力。

中医诊断：痿证，脾胃亏虚。

治法：健脾益气养血。

处方：归脾汤合三仁汤加减。

党参15g	炒白术15g	炙黄芪20g	当归15g
炙甘草10g	茯神15g	远志15g	炒枣仁15g
木香5g	车前子^包20g	杏仁12g	白豆蔻仁15g
炒薏苡仁20g	川朴15g	法半夏10g	通草10g

茵陈 15g　　　　虎杖 15g　　　　焦三仙^各15g　　　龙眼肉 15g

7 剂,水煎服,每日 1 剂,早晚分服。

二诊(2009 年 11 月 2 日):症状有所改善,口干减轻,心中有烧灼感,纳少,舌红苔薄,脉促。心电图:窦性心动过速。

处方:归脾汤合天王补心丹加减。

炙甘草 10g　　　炙黄芪 20g　　　西洋参 12g　　　茯神 15g

茯苓 15g　　　　当归 15g　　　　川芎 10g　　　　柏子仁 15g

炒枣仁 15g　　　玄参 12g　　　　沙参 15g　　　　桔梗 20g

远志 15g　　　　菖蒲 15g　　　　五味子 10g　　　苍耳子 12g

白芷 12g　　　　蜂房 5g　　　　麦冬 20g　　　　苦参 12g

焦三仙^各15g　　鸡内金 15g　　　炒莱菔子 20g　　九香虫 15g

7 剂,水煎服,每日 1 剂,早晚分服。

三诊(2009 年 11 月 19 日):药后面部有烘热感,肩已不痛,说话、饮食均改善,能食硬物,走路可渐进,鼻酸感,流涕,舌黯苔薄,脉细数。

处方:原法继服。

西洋参 10g　　　炒白术 15g　　　炙黄芪 40g　　　知母 15g

当归 15g　　　　炙甘草 15g　　　茯神 15g　　　　远志 15g

炒枣仁 20g　　　木香 5g　　　　柏子仁 15g　　　大枣 15g

苍耳子 12g　　　辛夷 15g　　　　白芷 12g　　　　九香虫 15g

鸡内金 15g　　　肉苁蓉 15g　　　石斛 20g　　　　五味子 10g

石菖蒲 15g　　　木蝴蝶 15g　　　合欢皮 20g　　　苦参 12g

龙眼肉 15g　　　煅磁石 15g

7 剂,水煎服,每日 1 剂,早晚分服。

四诊(2009 年 12 月 21 日):诸症减,唯两腿倦乏,走不远,右肩时痛,舌淡紫苔薄白,脉虚数。

处方:济生肾气丸加减。

熟地 20g　　　　山药 15g　　　　山茱萸 15g　　　牡丹皮 15g

茯苓 20g　　　　泽泻 12g　　　　仙灵脾 20g　　　狗脊 20g

补碎骨 20g　　　车前子^包15g　　牛膝 15g　　　　肉桂 6g

炙附子^{先煎}20g　　苍耳子 15g　　　辛夷 15g　　　　白芷 15g

蜂房 5g	芡实 20g	煅龙牡^各20g	鹿角胶 10g

无柄灵芝粉^冲15g

7剂,水煎服,每日1剂,早晚分服。

后常服此剂而愈。

案二、孙某,男,19岁,2011年5月2日初诊。

主诉:左下肢无力伴肌肉萎缩2年。

现病史:左腓肠肌神经损伤2年,现左脚不能上抬,左小腿变细,走路时常扭伤,进行性加重,对冷热感正常,大便干燥,近月颜面起大量痤疮,见热发痒,舌淡黯,苔薄,脉沉细。BP:110/80mmHg。

西医诊断:左腓肠肌神经损伤。

中医诊断:痿证,气虚血瘀。

治法:益气行血化瘀。

处方:补阳还五汤加减。

赤芍 15g	当归尾 15g	川芎 10g	地龙 15g
生黄芪 50g	桃仁 15g	红花 10g	木瓜 15g
牛膝 20g	生白术 50g	生地 15g	知母 15g
黄连 10g	车前子^包20g	龙胆草 10g	黄芩 15g
土鳖虫 12g	路路通 15g		

14剂,水煎服,每日1剂,早晚分服。

外洗方:透骨草、海桐皮、荆芥、防风、生艾叶、红花、川椒、威灵仙、白芷、当归各15g,炙川乌10g。用法:加水3 000ml,煎沸后改小火15分钟,适寒温外洗患肢,每晚1次。

二诊(2011年8月4日):左腓总神经损伤,现左脚抬高有改善,时脚心、脚背痛,活动后减轻,左脚易畏冷,饮食、二便正常,舌淡红,有轻度齿痕,苔薄白,脉沉细。

处方:黄芪桂枝五物汤合当归四逆汤加减。

生黄芪 50g	桂枝 10g	赤芍 15g	甘草 10g
当归 15g	细辛 5g	通草 12g	路路通 15g
牛膝 15g	木瓜 15g	党参 20g	地龙 15g

乳香10g　　　　没药10g　　　　菟丝子20g　　　　乌梢蛇15g

14剂,水煎服,每日1剂,早晚分服。

【按】

案一属中医"痿躄"之证,"痿"是指肢体痿弱不用,"躄"是下肢软弱无力,不能步履之意。患者产后,劳伤心脾,气血大亏,肝肾不足。脾气亏虚,生化不足,气血更亏,卫外不固,外邪侵袭,湿郁肌肤,肢体不养,痿弱不用。初用益气养血、健脾养心、宣畅气机、清利湿浊之法后,能正常饮食,下肢活动改善,能行走40~50米,日2~3次。但下肢仍无力酸软,畏冷腰酸,鼻塞、打喷嚏(过敏性鼻炎)。当属肝肾亏虚之证,随之用济生肾气丸加味而愈。还可考虑加狗脊、二至、补中益气类药。案二属腓总神经损伤致痿,为"跌扑损伤,积血不消";2年未愈已属"元气亏五成,下剩五成周流一身,必见气亏诸态,若忽然归并于上身,不能行于下,则病两腿瘫痿",故选王清任所创之补阳还五汤,益气活血通络,气充血行,瘀去络通。气虚日久及阳,"元气败伤则精虚不能灌溉,血虚不能营养",方选仲景之黄芪桂枝五物汤益气养血治"身体不仁",当归四逆汤温经散寒疗"手足厥寒"。局部损伤宜内外并治,温通散寒之品外用可增进疗效,使沉疴改善。本案体现了栗德林教授治痿"久病入络"和"瘀久致虚"及内外兼治的学术思想。

痛　风

痛风是一组嘌呤代谢紊乱所致的疾病,以高尿酸血症及由此而引起的痛风性急性关节炎反复发作、痛风石沉积、痛风石性慢性关节炎和关节畸形,并常累及肾脏引起慢性间质性肾炎和尿酸肾结石形成为主要临床特点。根据病因分为原发性和继发性两大类,原发性者病因除少数由于酶缺陷引起外,大多未阐明,常伴高脂血症、肥胖、糖尿病、高血压、动脉硬化和冠心病等,属遗传性疾病。继发性者可由肾脏病、血液病及药物等多种原因引起。

本病多见于40岁以上男性,绝经期后的妇女也有发生。本病常由于酒食失节、过劳、受寒或感染等多种因素复发,以春秋季发作较多,且常在午夜突然发病。痛风属中医的"痹证""历节风""腰痛"等范畴。痛风多因过食肥甘,酗酒、过劳、紧张或感受风寒湿热等邪,致气血凝滞,痰瘀痹阻,骨节经气不通而发病。病理变化为风热之邪,与湿相并,合邪为患;或素体阳盛肝旺,或酒食失节,蕴生痰热,均可致风湿热邪,或风夹痰热,滞留经络关节,痹阻气血,而为风湿热痹。风寒夹湿,袭入经络,凝涩气血,经气不通,而发为风寒湿痹。痹证日久不愈,气血运行不畅日甚,则痰浊瘀血痼结经络,而致关节刺痛、结节、畸形等症。邪恋伤正,脾肾阳虚,终致固摄无权,精微下泄,形体衰惫。

【辨证论治】

风湿热痹:足趾关节红肿热痛,或游走痛,或有发热、汗出、烦热、咽痛。舌红苔薄,脉弦数。治法:祛风清热,化湿通痹。方药:四妙散加味。

风寒湿痹:足趾关节冷痛而肿,遇寒加剧,得温则减,局部皮肤微红或不红。舌淡红,苔薄,脉弦紧。治法:温经散寒,祛风化湿。方药:乌头汤加味。

痰瘀痼结:关节刺痛,夜晚加剧,发作频繁,伴结节,关节畸形肿胀,活动受限。舌黯红,或有瘀斑,脉细弦或涩。治法:化痰祛瘀,通经散结。方药:桃红四物汤加减。

脾肾阳虚:面色苍白,手足不温,腰隐痛,腿酸软,遇劳更甚,卧则减轻,夜尿频多,少气无力。舌淡,苔薄白,脉沉细。治法:温补脾肾。方药:右归丸加减。

【临床验案】

案一、蔡某,男,51 岁,2010 年 12 月 23 日初诊。

主诉:右侧拇指、鹰嘴部位肿胀疼痛 2 年。

现病史:患者 2008 年行"透明细胞型肾癌"手术,右侧拇指、鹰嘴部位肿胀疼痛,困倦嗜睡,痰多色白,腰酸腿沉,记忆力减弱。舌黯苔薄白,脉沉弦。测 BP124/94mmHg,化验转氨酶偏高,胆固醇偏高,LDL(低密度脂蛋白)高,酶法测定血尿酸偏高,达 487μmol/L。心电图提示 I 度传导阻滞,有心功能不全表现。

西医诊断:痛风。

中医诊断:痛风,痰湿阻滞。

治法：化痰行滞。

处方：温胆汤合一味白蔹汤加减。

陈皮 15g	法半夏 10g	茯苓 15g	甘草 10g
枳壳 15g	竹茹 10g	苇茎 15g	白蔹 30g
决明子 12g	砂仁 12g	大腹皮 15g	山药 20g
生薏苡仁 25g	浙贝 15g	牛膝 15g	车前子^包20g
生白术 15g	威灵仙 15g	青礞石 15g	木香 10g
斑褐孔菌 15g			

7剂，水煎服，每日1剂，早晚分服。

二诊（2010年12月30日）：食欲好，吃得多，易困倦。右鹰嘴处肿胀明显减轻，疼痛不显。血尿酸检查369μmol/L。舌淡黯，唇黯紫，苔薄白，脉沉细。

处方：温胆汤合一味白蔹汤加减。

青礞石 15g	栀子 15g	法半夏 10g	茯苓 20g
枳壳 15g	竹茹 10g	石菖蒲 15g	郁金 15g
生薏苡仁 25g	芦根 15g	决明子 12g	大腹皮 15g
生白术 15g	山药 20g	砂仁 12g	白蔹 30g
无柄灵芝粉^冲15g	五味子 8g	木香 10g	

7剂，水煎服，每日1剂，早晚分服。

后续随访患者自述疼痛不显、几近消失，嘱其注意后续饮食调护。

案二、杨某，男，35岁，2012年3月26日初诊。

主诉：手指、脚趾关节痛两年余。

现病史：2年前诊断痛风，高尿酸血症，现手指、脚趾关节痛，诊断痛风、滑膜炎，易感冒、咳嗽。舌尖红，苔薄白，脉细稍数。

西医诊断：痛风、滑膜炎。

中医诊断：痛风，湿热壅滞。

治法：清利湿热。

处方：当归拈痛汤合茵陈五苓散、一味白蔹汤加减。

| 茵陈 12g | 桂枝 12g | 茯苓 15g | 泽泻 10g |

猪苓 12g	羌活 15g	防风 10g	太子参 15g
当归 15g	苦参 10g	升麻 6g	葛根 15g
白蔹 50g	苍术 15g	生黄芪 50g	知母 15g
金雀根 20g	鸡血藤 20g		

14 剂,水煎服,每日 1 剂,早晚分服。

服后遂愈。

案三、马某,男,59 岁,2011 年 9 月 19 日初诊。

主诉:肘膝关节及上肢疼痛 5 天。

现病史:血尿酸高,甘油三酯稍高,5 天前肘膝关节及上肢开始疼痛,尿味偏大,便正常。BP:135/80mmHg。舌黯红,苔白微黄,脉弦细。

西医诊断:痛风。

中医诊断:痛风,气滞血瘀。

治法:活血化瘀清热解毒。

处方:身痛逐瘀汤合一味白蔹汤加减。

牛膝 20g	地龙 15g	羌活 12g	秦艽 15g
当归 15g	川芎 10g	白蔹 50g	泽泻 10g
木瓜 15g	路路通 15g	通草 10g	大血藤 15g
威灵仙 15g	决明子 15g	山楂 15g	乌梢蛇 15g
斑褐孔菌 15g			

7 剂,水煎服,每日 1 剂,早晚分服。

二诊(2011 年 9 月 26 日):服药 7 天,无明显变化,血尿酸高,酶法测定为 541μmol/L;甘油三酯高,腰酸痛,四肢无疼痛。听水声有欲小便之感。舌淡黯红,苔中白微黄,脉沉弦细。

处方:原法继服。

牛膝 15g	地龙 15g	羌活 15g	秦艽 15g
当归 15g	川芎 10g	白蔹 50g	车前子^包 15g
川断 15g	杜仲 15g	王不留行 15g	决明子 15g
通草 12g	路路通 15g	生薏苡仁 20g	鸡血藤 20g
泽泻 10g	斑褐孔菌 15g		

7 剂,水煎服,每日 1 剂,早晚分服。

三诊(2011 年 10 月 17 日):化验:尿酸 441μmol/L,胆固醇稍高,甘油三酯已接近正常。尿呈酸性。现两膝酸软无力。舌黯苔薄,表面湿润,脉沉弦细。BP:140/90mmHg。

处方:寄生肾气丸合一味白蔹汤加减。

熟地 20g	山药 15g	山萸肉 15g	茯苓 20g
泽泻 12g	白蔹 30g	车前子^包20g	牛膝 20g
通草 12g	决明子 15g	石决明 15g	旱莲草 20g
生薏苡仁 25g	鸡血藤 20g	杜仲 15g	续断 15g
斑褐孔菌 15g	山楂 12g		

7 剂,水煎服,每日 1 剂,早晚分服。

四诊(2011 年 10 月 26 日):腰膝酸软,左腕部疼痛。舌黯苔薄脉弦。

处方:一味白蔹汤加减。

白蔹 30g　7 剂

每次取 30g 白蔹,煎水出 300ml,分 2 次服。

后续随访,患者尿酸复查,酶法测定基本控制在 400~430μmol/L,嘱患者注意饮食调护。

【按】

痛风初起多为风湿热痹,治以清利湿热为主,栗德林教授多用当归拈痛汤治疗,如案二即当归拈痛汤合茵陈五苓散加减。案一为痰浊壅盛,阳气遏阻,取礞石滚痰丸之意,按痰瘀论治。案三先以风湿痹证论治,后以滋补肝肾收功。治疗痛风时也可参照痹病诸方,不必生搬硬套,有是证用是方即可。用药上,栗德林教授治疗高尿酸血症、痛风时,除选常用之秦艽、秦皮等既符合辨证又有药理研究表明降尿酸效佳之品外,每每大剂量使用白蔹一味,用量 30~100g。白蔹为葡萄科植物白蔹的块根,主产于东北、华北、华东及陕西、河南、湖北、四川等地。白蔹生于山坡、荒地及灌木丛中。味苦、辛,性温。归心、胃、肝经。功效清热解毒、敛疮生肌。栗德林教授经多年临床验证,认为本品大剂量使用确能有效降尿酸,且能止痛消肿,用于临床,屡试屡验,单用亦有效。

瘿 病

　　瘿病是以颈前下方喉结两旁呈弥漫性肿大或有结块为主要特征的一类疾病,有瘿气、瘿瘤、瘿囊、影袋、气瘿、肉瘿、筋瘿、血瘿、瘿痈、石瘿等称谓及分类。瘿病是由于情志内伤、饮食失调、水土失宜、体质因素等致肝脾失调,气机郁滞,津凝痰聚,日久瘀阻,壅结颈前所致。体质因素在本病发病中占有重要的作用。一般起病缓慢,重者肿块迅速增大。颈部肿胀突然发生者多有外感病史。病位在颈前喉结两旁,与肝、心、肺、脾胃、肾有关,尤其是肝。气、痰、瘀合而为病。病变初期,邪实经治,可逐渐消散,日久郁滞化火,火热伤阴,由实转虚,正虚邪聚。瘿肿短期迅速增大、质硬、活动性差者,预后较差。病情发展,出现高热烦躁、大汗淋漓,继而嗜睡或谵妄,渐致神昏、脉疾者,病情危笃,极难救治。西医学中某些甲状腺疾病,如地方性甲状腺肿、散发性甲状腺肿、单纯性甲状腺肿大、甲状腺功能亢进、甲状腺肿瘤、慢性淋巴细胞性甲状腺炎等,可参考论治。

【辨证论治】

　　栗德林教授认为瘿病临证应重视切诊,先通过触摸了解肿块的软硬、个数、聚散、活动度等,再结合望、闻、问、切,确定病性,确立治法,判断预后。栗教授治瘿多以分证论治。

　　气郁痰阻:见颈前肿块光滑、柔软,弥漫对称,伴胸胁窜痛,善太息,舌苔白,脉弦。治以理气舒郁、化痰消瘿,方用四海舒郁丸加减,常用海藻、昆布、陈皮、海带、海螵蛸、海蛤粉、木香、郁金、香附、胆南星、生牡蛎等。

　　痰结血瘀:见颈前肿块经久不消,质地较硬,赤络外显,可上下移动,重则迅速增大,质地坚硬,高低不平,活动减小,舌紫黯有瘀点瘀斑,苔白腻,脉弦或涩。治以理气化痰、活血消瘿,方用海藻玉壶汤加减,常用海藻、昆布、青皮、陈皮、半夏、贝母、连翘、甘草、当归、川芎、独活、猫爪草、猫眼草、丹参、三七、桃仁、红花、夏枯草、黄药子、石见穿等。

　　肝胃火盛:见颈前轻、中度肿大,柔软、光滑、无结节,可活动,伴烦热易怒,口苦多汗,多食易饥,眼突手抖,舌红苔黄,脉弦数。治以泻肝清胃、兼以养阴,方用栀子清肝汤合藻药散加减,常用栀子、牡丹皮、柴胡、芍药、茯苓、甘草、当归、川芎、牛蒡子、海藻、黄药子、香附、枳壳、陈皮、生地、黄连、升麻、车前子、生石膏、知母、白蒺藜等。

心肝阴虚:见颈前轻、中度肿大、肿块质软、光滑,伴心悸少寐,眼干目眩,消瘦乏力,手指颤动,经少、经闭,阳痿早泄,舌质红,脉弦细数。治以滋养阴精、宁心柔肝,方用天王补心丹加减,常用生地、玄参、麦冬、天冬、人参、当归、丹参、酸枣仁、柏子仁、五味子、远志、朱砂、白芍、生牡蛎、女贞子、旱莲草、钩藤、制首乌、枸杞子等。

【临床验案】

案一、肖某,女,43 岁,2012 年 11 月 1 日初诊。

主诉:烦热汗出 4 年。

现病史:患甲亢 4 年,服他巴唑(甲巯咪唑)后能控制,伴有血糖高,服二甲双胍控制血糖,现空腹血糖 8.8mmol/L 左右,餐后 2 小时最高 12mmol/L 左右。现口干,口渴,多饮,身倦,心烦,手心及全身易汗出,不怕冷反怕热,月经提前,经色黯,经前乳胀,查 B 超示乳腺小叶增生,常易心慌,烧心,反酸,胃脘不适,少寐多梦,舌淡嫩稍胖有轻度齿痕,苔白稍厚,脉弦细。

西医诊断:甲状腺功能亢进。

中医诊断:瘿气,气阴两虚。

治法:益气养阴。

处方:

生地 20g	麦冬 15g	党参 20g	五味子 5g
玉米须 20g	葛根 20g	黄连 15g	夏枯草 20g
猫爪草 20g	海藻 15g	昆布 15g	白芥子 15g
蚕沙 15g	桑叶 10g	分心木 15g	牛蒡子 15g
黄精 20g	炒枣仁 20g	海螵蛸 20g	无柄灵芝粉[冲]10g

14 剂,水煎服,每日 1 剂,早晚分服。

二诊(2012 年 11 月 26 日):甲亢及继发的糖尿病症状改善显著,仍有胃不适,烧心,怕热症有改善,口干饮水较多,舌淡黯有轻齿痕,苔薄白,脉弦细。空腹血糖4.9mmol/L,糖化血红蛋白5.19%。

处方:

黄连15g	吴茱萸6g	海螵蛸20g	法半夏15g
陈皮15g	浙贝15g	海藻15g	昆布15g
生牡蛎20g	猫爪草20g	夏枯草20g	射干15g
生地20g	沙参15g	玄参15g	无柄灵芝粉^冲10g
玉米须20g	黄药子10g	炒枣仁15g	生黄芪30g
葛根20g	丹参15g		

14剂,水煎服,每日1剂,早晚分服。

后续随访,患者自觉甲亢症状消失,复查空腹及餐后血糖正常;检查甲状腺功能已无异常,嘱其注意饮食调护,病未再发。

案二、王某,女,47岁,2010年9月27日初诊。

主诉:恶寒、心悸半年。

现病史:单纯二尖瓣狭窄,慢性淋巴细胞性甲状腺炎继发甲减,常规服优甲乐(左甲状腺素钠片),半年来恶寒,食后痞满,时心悸,口唇发绀,指尖发红,口时有酸苦味,舌淡黯,苔白,脉弦滑时止。BP:110/70mmHg。

西医诊断:甲状腺功能减退。

中医诊断:瘿劳,气血两虚,血瘀。

治法:益气养血活血。

处方:

党参20g	炒白术15g	炙黄芪40g	当归12g
炙甘草15g	茯苓15g	远志15g	炒枣仁20g
木香5g	桂圆肉15g	法半夏10g	黄连10g
黄芩12g	干姜10g	延胡索15g	炒莱菔子15g
鸡血藤10g	丹参15g	车前子^包15g	白芍15g

7剂,水煎服,每日1剂,早晚分服。

二诊(2010年10月25日):诸症有改善,劳累后偶尔出现上症,口中酸味有减,舌淡黯,苔薄白,脉沉弦。

处方：

党参 20g	炒白术 15g	炙黄芪 50g	当归 12g
炙甘草 15g	茯神 15g	远志 15g	炒枣仁 20g
木香 10g	桂圆肉 15g	大枣 15g	仙灵脾 15g
黄连 12g	法半夏 10g	延胡索 15g	炒莱菔子 15g
藿香 12g	干姜 10g	旱莲草 15g	山药 20g

14 剂,水煎服,每日 1 剂,早晚分服。

三诊(2011 年 5 月 26 日)：诸症消失,继服优甲乐,现便干燥,舌黯苔薄白,脉弦稍滑。

处方：

党参 15g	生白术 60g	黄芪 40g	当归 15g
炙甘草 12g	茯苓 20g	远志 15g	炒枣仁 15g
桂圆肉 12g	夏枯草 20g	猫爪草 20g	大腹皮 15g
知母 15g	白芥子 12g	炙首乌 15g	山药 20g
桑黄面冲 3g	法半夏 10g	苏木 12g	乌药 15g

7 剂,水煎服,每日 1 剂,早晚分服。

后续随访,患者二便正常,检查甲状腺功能正常,嘱患者注意饮食调护,如再有不适需及时复诊。

【按】

案一为甲亢继发糖尿病,患者性情急躁,肝气不舒,郁而化火,铄气伤阴,气阴两虚,加之气滞津凝,痰浊内生,痰气交阻,结聚成瘿。同时,栗德林教授认为"五脏柔弱,内热熏蒸,伤津耗气,血稠液浓"为消渴的基本病机,证机相同,易并消渴。治法宜益气养阴、化痰清火、软坚散结、行气活血,方用生脉散合海藻玉壶汤等加减。《外科正宗》言："夫人生瘿瘤之症,非阴阳正气结肿,乃五脏瘀血、浊气、痰滞所成。"治疗瘿瘤常用海藻、昆布,其"投之于水瓮中常食,以令瘿消之"；黄药子"凉血降火、消瘿解毒"。栗德林教授常用生地、麦冬、党参、玄参、五味子、玉米须、葛根、黄连、蚕沙、桑叶、分心木、牛蒡子、黄精、无柄灵芝等益气养阴、清热凉血,调节血糖。异病同治、用药独到、恰如其分,甲亢、糖尿病症状均消,化验指标正常,效果显著。案二慢性淋巴细胞性甲状腺炎继发甲减,中医为瘿瘤日久,瘿久致虚,脾胃失和,升降失常,气血两虚,肾精不足,痰气郁结。治宜辛开苦降、补益气血、调补肾气、化痰散结,方用半夏泻心汤、归脾汤等调理脾胃、扶助后天之本,加用猫爪草、白芥子、桑黄面等解毒散结之品取效。该案体现了栗德林教授"病久必虚"的学术思想。二案一实一虚,体现了瘿病的发展趋势和治疗法则。

胸　痹　心　痛

胸痹心痛是由邪闭心络,气血不畅而致胸闷疼痛,短气不得卧等为主症的心脉疾病。轻者胸闷或胸部隐痛,如啖蒜状,如压榨感,如烧灼感,如老年非胃病性胃脘痛,或患者无法形容的疼痛,发作短暂;重者心痛彻背,背痛彻心,喘息不得卧,痛引左肩或左臂内侧,伴有恐惧,甚有濒死感,汗出,一般在3~5分钟。

【辨证论治】

栗德林教授临床常常借助西医辅助检查明确诊断,然后以中医分证论治为主。辨证治疗要首先抓住胸痹心痛的疼痛特点及其伴随症状分析病位及其所涉及的脏腑,其次确定病性的虚实及标本缓急。临证时可结合心电图或动态心电图等辅助检查。

痰浊闭阻:以胸闷痛为主,伴肢体沉重,形体肥胖,痰多纳呆,舌体胖大有齿痕,苔腻,脉滑等痰湿内盛之证。治宜化痰通络、宣闭止痛。用瓜蒌薤白半夏汤加味。痰热壅阻者,宜化痰清热、豁闭止痛。用黄连温胆汤加减。痰瘀交阻者,宜化痰透络、活血止痛。用二陈汤合丹参饮加减。

阴寒凝结:心痛彻背,遇寒加剧,得温痛减,伴四肢不温,面色苍白,舌淡苔白,脉弦紧。治当温阳散寒、通络止痛。用枳实薤白桂枝汤加减。

瘀血阻络:心痛如刺,固定不移,入夜尤甚,伴口唇青紫,舌有瘀斑,脉象细涩。治用活血化瘀、通络止痛。用血府逐瘀汤加减。心气不足,出现心痛隐隐,时作时止,动则气短,自汗心悸,面色㿠白,声息低微,舌有齿痕,苔白,脉细弱。治宜益气养心、活络止痛。用生脉散合保元汤加减。

心肾阴虚:心痛憋闷,心悸且烦,失眠多梦,腰酸耳鸣,口干便秘,舌红少苔或花剥,脉象细数。治用滋阴降火、和络止痛。用加减复脉汤加减。

　　心肾阳虚:心痛且闷,气短自汗,甚则喘不得卧,形寒肢冷,面色㿠白,舌淡齿痕,苔白滑,脉象沉细或微细欲绝。治宜壮阳益气、温络止痛。用参附汤加味。

【临床验案】

案一、奇某,男,56 岁,2009 年 11 月 12 日初诊。

　　主诉:心前区反复胀闷而痛半年。

　　现病史:5 月份始心前区胀闷而痛,心率加快,曾在当地医院住院 3 次,诊断为不稳定性心绞痛,心电图 ST-T 改变未改善,冠脉造影提示冠状动脉狭窄 40%。出院后胸痛发作 2 次,含服硝酸甘油可缓解。现心前区胀闷而痛,心率时快,心烦,左侧头胀痛,口干饮水较多,少寐多梦。化验:甘油三酯、尿酸、尿素氮、肌酐偏高,BP:138/88mmHg。舌黯紫,苔薄白,脉弦滑。

　　西医诊断:冠状动脉粥样硬化性心脏病。

　　中医诊断:胸痹心痛,瘀血阻络、肝阳偏亢。

　　治法:活血化瘀,平肝潜阳。

　　处方:血府逐瘀汤合天麻钩藤饮加减。

当归 15g	生地 15g	桃仁 12g	红花 10g
甘草 10g	枳壳 15g	赤芍 15g	柴胡 15g
川芎 10g	桔梗 20g	牛膝 20g	决明子 30g
蔓荆子 15g	川楝子 15g	石决明 20g	天麻 15g
焦栀子 15g	淡豆豉 12g	麦冬 20g	五味子 10g
夜交藤 30g	合欢皮 20g	泽泻 12g	乌药 15g

4 剂,水煎服,每日 1 剂,早晚分服。

　　二诊(2009 年 11 月 16 日):胸闷痛减轻,仍有心烦,心慌,睡眠欠佳,口干,晚间明显,舌淡红,有轻度齿痕,苔薄白,脉细稍快。BP:156/84mmHg。

　　处方:血府逐瘀汤与天王补心丹合栀子豉汤加减。

党参 15g	甘草 10g	茯苓 15g	茯神 15g
川芎 10g	当归 15g	柏子仁 20g	炒枣仁 20g

生地 15g	沙参 20g	玄参 15g	桔梗 20g
淡豆豉 20g	焦栀子 20g	黄连 12g	牛膝 20g
决明子 30g	蔓荆子 15g	桃仁 15g	红花 10g
夜交藤 30g	合欢皮 20g	瓜蒌 20g	葛根 20g

30 剂,水煎服,每日 1 剂,早晚分服。

三诊(2009 年 12 月 17 日):药后排气较多,便溏,时心慌而烦,睡眠欠佳,昨天出现左侧头痛,心悸,轻度耳鸣,手心发热。舌略紫有轻齿痕,苔薄白。脉滑偏数。BP:156/86mmHg。

处方:血府逐瘀汤合栀子豉汤、二至丸加减。

当归 15g	生地 15g	桃仁 15g	红花 10g
甘草 10g	枳壳 15g	赤芍 15g	柴胡 12g
川芎 10g	桔梗 20g	牛膝 20g	炒枣仁 30g
焦栀子 12g	淡豆豉 15g	决明子 20g	石决明 30g
蔓荆子 15g	合欢皮 20g	夜交藤 30g	牡丹皮 15g
白及 20g	女贞子 15g	旱莲草 20g	白术 20g

30 剂,水煎服,每日 1 剂,早晚分服。

四诊(2010 年 1 月 18 日):症状缓解,偶有心烦,有颤感,头痛偶作,睡眠欠佳,舌淡黯,苔薄润,脉弦细。BP:128/85mmHg。

处方:天王补心丹与朱砂安神丸加减。

当归 15g	生地 15g	炙甘草 15g	麦冬 20g
黄连 12g	茯苓 15g	桔梗 20g	远志 15g
炒枣仁 20g	党参 20g	丹参 15g	葛根 15g
龙齿 15g	牛膝 20g	决明子 20g	煅磁石 15g
琥珀面^冲6g			

琥珀面^冲6g

30 剂,水煎服,每日 1 剂,早晚分服。

案二、黄某,女,70 岁,2012 年 3 月 26 日初诊。

主诉:胸闷胸痛 1 周。

现病史:近 1 周来胸闷胸痛,常太息,口乏味,鼻干,二便正常。舌淡红,苔白稍厚,脉沉弦。

西医诊断：冠状动脉粥样硬化性心脏病。

中医诊断：胸痹心痛，瘀血阻络、肝气不舒。

治法：活血化瘀，疏肝解郁。

处方：血府逐瘀汤合百合地黄汤、木金散加减。

当归 15g	生地 15g	桃仁 12g	红花 10g
枳壳 15g	甘草 10g	赤芍 15g	柴胡 15g
川芎 10g	桔梗 20g	白芍 15g	香附 15g
陈皮 12g	百合 15g	麦冬 15g	神曲 15g
郁金 15g	木香 10g		

7剂，水煎服，每日1剂，早晚分服。

二诊（2012年4月3日）：诸症减轻，舌淡红苔薄白，脉沉弦。

继续服前方7剂巩固。

案三、张某,男,40岁,2009年8月31日初诊。

主诉：胸闷胸痛气短2年。

现病史：素有胸痛，2年前曾在安贞医院诊为冠心病，时而胸前区不适，胸闷胸痛，气短，长太息，少寐多梦，两膝酸软乏力，腰酸，有阳痿早泄，头晕，嗳气，怕冷，便不成形，大便每日2~3次，夜尿频多。BP：136/84mmHg。舌淡紫，苔白稍腻，脉滑细数。

西医诊断：冠心病。

中医诊断：胸痹心痛，心肾阳虚、湿瘀内阻。

治法：温阳补虚，活血利湿。

处方：二仙汤合血府逐瘀汤加减。

当归 15g	生地 15g	桃仁 12g	红花 10g
仙茅 20g	仙灵脾 20g	茯苓 20g	枳壳 15g
甘草 10g	赤芍 15g	柴胡 15g	夜交藤 30g
合欢花 20g	陈皮 15g	川芎 20g	桔梗 15g
牛膝 15g	生薏苡仁 25g	决明子 20g	生白术 20g
肉豆蔻 20g			

7剂，水煎服，每日1剂，早晚分服。

二诊(2009年9月8日)：症状有所缓解，睡眠、乏力、尿次数改善，化验血脂偏高，血液流变有轻度改变，舌紫，苔薄微黄，脉弦。

处方：血府逐瘀汤合二仙汤加减。

当归15g	生地15g	桃仁12g	红花10g
补骨脂20g	枳壳20g	赤芍15g	柴胡15g
川芎20g	草决明20g	桔梗20g	牛膝20g
夜交藤30g	合欢花20g	山楂15g	仙茅15g
仙灵脾20g	葛根15g	肉豆蔻20g	月见草15g

9剂，水煎服，每日1剂，早晚分服。

三诊(2009年9月17日)：晨起舌头木硬、便溏有明显改善，仍有腰酸，困倦，乏力，阳痿之症，舌紫黯，苔白腻微黄，脉弦滑。BP：130/64mmHg。

处方：血府逐瘀汤合瓜蒌薤白半夏汤、二仙汤加味。

瓜蒌15g	薤白12g	法半夏10g	当归15g
生地15g	桃仁12g	红花10g	丹参15g
郁金15g	枳壳20g	柴胡15g	川芎10g
生白术15g	山药20g	生薏苡仁25g	车前子(包)20g
杜仲15g	仙茅15g	仙灵脾15g	狗脊15g
芡实20g	巴戟天15g	枸杞12g	炙首乌15g

13剂，水煎服，每日1剂，早晚分服。

四诊(2009年9月30日)：心前区不适、舌头麻木、腰酸乏力症状减轻，便晨起有2~3次，尚不成形，肝掌，舌苔仍偏厚，晨起为甚，苔白微黄，根部稍厚，脉沉弦。

处方：六君子汤合四神丸加减。

党参20g	生白术15g	生黄芪25g	黄连12g
法半夏10g	炙甘草10g	陈皮15g	茯苓20g
泽泻10g	防风10g	羌活12g	柴胡15g
白芍20g	仙灵脾20g	独活15g	补骨脂20g
肉豆蔻15g	五味子10g	生薏苡仁20g	藿香15g
诃子15g			

13剂，水煎服，每日1剂，早晚分服。

五诊(2009 年 10 月 13 日):诸症改善,但晨起舌苔较厚,讲话后口干,头晕,舌紫黯,苔白略厚,脉沉弦,BP:134/79mmHg。

处方:半夏泻心汤、黄连理中汤加减。

党参 20g	生白术 15g	生黄芪 30g	山药 15g
仙茅 15g	肉豆蔻 25g	黄连 10g	黄芩 10g
炮姜 8g	延胡索 15g	仙灵脾 20g	五味子 10g
甘草 10g	苍术 15g	土茯苓 20g	车前子^{包煎}30g
补骨脂 20g	焦三仙^各15g	法半夏 10g	黄精 20g

13 剂,水煎服,每日 1 剂,早晚分服。

后患者好转停药。

案四、张某,女,46 岁,2009 年 10 月 19 日初诊。

主诉:胸闷胸痛心慌 2 年余,加重 8 个月。

现病史:近 2 年经常心慌胸闷胸痛,心率 80~90 次 /min,近 8 个月经常胸闷憋气,呼吸困难,每于运动后和进食后发生,平素徒步上楼到 4 层则心慌,经检查心电图正常,伴嗳气,喜凉,四末冷。胃镜:慢性浅表性胃炎,HP(-)。BP:110/70mmHg。舌淡紫,苔薄白,脉沉弦细。

西医诊断:冠心病、慢性浅表性胃炎。

中医诊断:胸痹心痛,痞满,痰湿内阻,寒热错杂。

治法:化痰行气,辛开苦降。

处方:半夏泻心汤合木金散加味。

党参 15g	黄连 10g	黄芩 12g	法半夏 10g
延胡索 15g	炮姜 10g	炙甘草 10g	郁金 15g
木香 5g	枳壳 20g	炒莱菔子 20g	焦三仙^各15g
炒枣仁 20g	夜交藤 30g	合欢皮 20g	龙齿 15g

7 剂,水煎服,每日 1 剂,早晚分服。

二诊(2009 年 10 月 26 日):运动试验(+),心脏 CT 正常,服上药后嗳气症状明显好转,憋闷也减轻,舌淡黯,苔薄白,脉沉细。

处方:半夏泻心汤合血府逐瘀汤加味。

党参 15g	黄连 10g	黄芩 15g	法半夏 10g

延胡索 15g	炮姜 10g	枳壳 20g	炙甘草 10g
炒莱菔子 20g	鸡内金 15g	当归 15g	生地 15g
桃仁 12g	赤芍 15g	瓜蒌 15g	红花 10g
柴胡 15g	桔梗 20g	牛膝 15g	夜交藤 30g
合欢皮 20g	郁金 15g	木香 5g	龙齿 15g

7 剂,水煎服,每日 1 剂,早晚分服。

三诊(2009 年 11 月 2 日):胸部憋闷感继减,胃脘有轻微痞闷感,食纳仍少,多梦,舌淡黯,苔薄,脉沉细。

处方:半夏泻心汤合失笑散、木金散、旋覆代赭汤加味。

党参 20g	黄连 10g	法半夏 10g	干姜 10g
延胡索 15g	炙甘草 10g	枳壳 15g	竹茹 12g
陈皮 15g	旋覆花^包 15g	生赭石 20g	柿蒂 15g
炒莱菔子 20g	九香虫 15g	焦三仙 15g	鸡内金 15g
郁金 15g	木香 8g	五灵脂 12g	生蒲黄^包 15g
瓜蒌 20g	桃仁 15g	红花 10g	柴胡 15g

7 剂,水煎服,每日 1 剂,早晚分服。

四诊(2009 年 11 月 9 日):憋气消失,痞胀还有,时呃逆,便不成形,多梦,舌黯红,苔薄白润,脉弦细。

处方:半夏泻心汤加味继服。

党参 20g	黄连 10g	法半夏 10g	干姜 12g
延胡索 15g	炙甘草 10g	枳壳 15g	白芷 12g
川楝子 12g	桔梗 20g	竹茹 12g	丁香 10g
九香虫 15g	焦三仙^各 15g	鸡内金 15g	炒莱菔子 20g
郁金 15g	木香 5g	柴胡 15g	白芍 15g

7 剂,水煎服,每日 1 剂,早晚分服。

五诊(2009 年 11 月 16 日):诸症减轻,唯胃脘与心窝部位有顶感,食热则有轻微灼热之感,食冷则舒服,但又易肠鸣腹泻胃脘痛,舌淡红,苔薄,脉沉细。

处方:半夏泻心汤加味。

党参 20g	黄连 10g	黄芩 10g	法半夏 10g

延胡索 15g	干姜 10g	炙甘草 10g	升麻 12g
柴胡 15g	白芍 20g	白芷 15g	芡实 15g
桔梗 20g	海螵蛸 20g	炒莱菔子 20g	九香虫 15g
炒麦芽 20g	鸡内金 15g	郁金 15g	瓜蒌 20g

14 剂,水煎服,每日 1 剂,早晚分服。

六诊(2009 年 11 月 30 日):吃饭无力,食中似有拒纳,心率增快,其余症减,气短,少寐,舌淡红,脉弦。处方改归脾汤合健脾消食行气之品。

处方:补中益气汤合归脾汤加味。

生黄芪 30g	炒白术 20g	陈皮 15g	升麻 12g
柴胡 15g	生晒参 12g	炙甘草 10g	当归 15g
茯神 15g	远志 15g	炒枣仁 20g	木香 10g
桂圆肉 15g	炒莱菔子 15g	竹茹 10g	芡实 12g
鸡内金 15g	仙灵脾 15g	合欢皮 20g	生龙牡^各15g

7 剂,水煎服,每日 1 剂,早晚分服。

七诊(2009 年 12 月 6 日):以上各症基本消失,现睡眠稍差,偶见期前收缩,舌淡红,苔白,脉弦。胸痹临床已愈,改为成药人参归脾丸 9g,日两次,合生脉饮(人参方)10ml,日 3 次巩固。

案五、李某,女,71 岁,2012 年 3 月 12 日初诊。

主诉:胸闷胸痛 1 个月。

现病史:近 1 个月胸闷胸痛,气短,乏力,身倦,时欲哭,精神抑郁,少寐多梦。既往:脑梗死、冠心病、高血压。舌淡紫,苔薄白,脉弦稍滑。

西医诊断:冠心病。

中医诊断:胸痹心痛,气虚血瘀、心神失养。

治法:益气活血,养心安神。

处方:血府逐瘀汤合甘麦大枣汤加减。

当归 15g	生地 15g	桃仁 15g	红花 10g
炙甘草 10g	枳壳 15g	赤芍 15g	柴胡 12g
川芎 12g	桔梗 20g	牛膝 15g	远志 15g
石菖蒲 15g	合欢皮 20g	夜交藤 30g	生黄芪 50g

浮小麦 50g   大枣 15g

7 剂,水煎服,每日 1 剂,早晚分服。

二诊(2012 年 3 月 19 日):胸部症状减轻,健忘,少寐,舌淡红,苔薄白,脉弦细。

处方:原法继进。

当归 15g	生地 12g	桃仁 15g	红花 10g
枳壳 15g	柴胡 12g	川芎 10g	牛膝 15g
益智仁 15g	桂圆肉 15g	远志 15g	石菖蒲 15g
夜交藤 30g	海蛤壳 15g	合欢皮 15g	浮小麦 50g
大枣 15g	龙齿 15g		

7 剂,水煎服,每日 1 剂,早晚分服。

三诊(2012 年 3 月 26 日):症有所减,有口干咽干苦,便稍稀,舌淡黯,苔薄白,脉弦滑。

处方:通窍活血汤合益气聪明汤加减。

蔓荆子 15g	升麻 6g	葛根 30g	党参 20g
生黄芪 50g	益智仁 15g	海蛤壳 20g	核桃仁 15g
肉苁蓉 30g	生白术 40g	远志 15g	石菖蒲 15g
桂枝 10g	丹参 15g	决明子 30g	桃仁 15g
红花 10g	大枣 15g	白芷 12g	车前子^包15g

7 剂,水煎服,每日 1 剂,早晚分服。

四诊(2012 年 4 月 3 日):药后效果明显,已无胸部症状,夜睡 3~4 小时,健忘,感脑不清楚,气短,乏力,舌淡红,苔薄白,脉沉细。

处方:通窍活血汤合益气聪明汤加减继续服用。

蔓荆子 15g	升麻 6g	葛根 20g	党参 20g
生黄芪 50g	甘草 10g	桂枝 10g	川芎 10g
桃仁 15g	红花 6g	海蛤壳 20g	益智仁 15g
大枣 12g	肉苁蓉 20g	生白术 50g	酒大黄 5g
决明子 20g	远志 15g	石菖蒲 15g	

7 剂,水煎服,每日 1 剂,早晚分服。麝香 0.125g 晚间随药吞服。

五诊(2012 年 4 月 10 日):口微苦,便正常,记忆力仍差,气短明显改善,舌淡黯,苔薄白,脉弦稍滑。

　　处方:通窍活血汤合益气聪明汤、二至丸加减继续服用。

生晒参 15g	生白术 50g	生黄芪 50g	蔓荆子 15g
升麻 6g	葛根 30g	海蛤壳 20g	天麻 20g
法半夏 15g	远志 15g	石菖蒲 15g	益智仁 20g
鸡血藤 15g	旱莲草 30g	女贞子 20g	仙灵脾 20g
黄连 15g	玉米须 20g	麦冬 15g	五味子 10g

10 剂,水煎服,每日 1 剂,早晚分服。

　　后诸症减轻。

【按】

　　案一为冠心病和高血压患者,以胸闷胀痛伴左头胀痛为主,病机为肝气郁滞,郁而化火,火热伤阴,阴虚阳亢,阳化风动,风火上扰,清窍不宁,心神不安。加之气滞血瘀,心脉瘀阻,郁热扰心,心神失养。初宜活血化瘀、平肝潜阳、清热除烦,以去标实,补益中气、养血活血以治本。主症明显改善后,终以益气养血、镇心安神巩固疗效。案二胸闷胸痛长太息为典型肝气不舒、气滞血瘀。王清任云:“胸疼在前面,用木金散可愈;后通背亦疼,用瓜蒌薤白白酒汤可愈。在伤寒,用瓜蒌、陷胸、柴胡等,皆可愈。有忽然胸疼,前方皆不应,用此方(血府逐瘀汤)一付,疼立止。”因方药对症,故效如桴鼓。案三胸闷胸痛气短,畏寒为主,为心肾阳虚、湿瘀内阻之证。“阳微阴弦”,故温阳祛邪为其治法,方选二仙汤、补中益气汤温阳补虚,血府逐瘀汤、瓜蒌薤白半夏汤、二陈汤及化湿利湿之品,活血化痰利湿通阳。案四心慌胸闷胸痛动则加重、食后易发为脾胃亏虚,运化无力,痰湿内生,气机升降失常之证,病在心脉,源于脾胃。故用半夏泻心汤合木金散辛开苦降、行气燥湿复中焦脾胃升清降浊之功,配合活血化瘀、利湿通阳之品开胸中郁结,终以健脾养心之品善后,防止复发。案五胸痹心痛和妇人脏躁为心脾气血两虚、心脉瘀阻、心神失养,法用益气活血、养心安神,方选血府逐瘀汤、甘麦大枣汤标本并治,后用益气升清、补肾益阴的益气聪明汤合活血通脉的通窍活血汤善后。以上栗德林教授诸案,体现了胸痹心痛虽病在心脉,但确可由肝、脾、胃、肾等脏腑而发病,病邪有气滞、血瘀、风火、痰湿的不同,治法有疏肝解郁、健脾和胃、滋补肝肾、行气活血、息风清热、化痰祛湿等,栗德林教授临证灵活辨治,疗效显著。

栗德林教授在治疗胸痹心痛中还善用对药。

当归、川芎相配,补血行气、活血化瘀、走窜行散,《本草汇言》曰:"芎䓖,上行头目,下调经水,中开郁结,血中气药也。尝为当归所使,非第治血有功,而治气亦神验也。"

桃仁、红花相配,活血化瘀,桃仁苦能泄滞、辛能散结、甘温通行而缓肝,红花善通经脉,血中气药,能泻能补、破血、行血、和血、调血之药,二者合用,各有妙义。

石菖蒲、远志同用,消痰豁痰、交通上下、宣窍辟邪。

女贞子、旱莲草合用,女贞子入肾为除热补精之要品,旱莲草入足少阴经血分,止血补肾,退火消肿,二者相配,补益肝肾,滋阴止血。

生蒲黄配五灵脂,甘不伤脾,辛能散瘀,活血祛瘀,散结止痛。

郁金、木香相配,治疗气、血、热饮、老痰之胸痛,气郁痛者,倍木香君之,血郁痛者,倍郁金君之。

夜交藤、合欢花同用,夜交藤补中气、行经络、通血脉,合欢养血、活气、通脉,安五脏,和心志,令人欢乐无忧,二者共治夜寐少安。

肉苁蓉、生白术相配,肉苁蓉补肾阳,益精血,润肠通便,白术可升可降,阳中阴也,入心、脾、胃、肾、三焦经,除湿消食,益气强阴,尤利腰脐之气,二者同用,益气补肾,通利大便。

补骨脂、肉蔻相配,故治辛燥,补肾行水,肉果辛温,补脾制水,壮火益土,温脾涩肠,共疗久泻。

龙骨、牡蛎同用,平肝潜阳、镇心安神,龙骨长于益肾镇惊,入肝敛魂,疗阴不为阳守,阳不为阴固,牡蛎善壮水之主,以制阳光,平肝息风。

黄连与半夏相合,苦泻痞热、辛散痞结、升降有序。

人参与黄芪同配,扶助一身正气,黄芪护皮毛、闭腠理、补脾肺,人参大补元气、扶助脾气、先后天并补。

石决明与草决明共用,镇肝、清肝、平肝、明目,石决明善平肝息风,除热明目,草决明长清肝明目,利水通便。

仙茅与仙灵脾相配,温肾阳,补肾精,泻肾火,调冲任。

天麻与钩藤相合,平肝息风,清热补益。

白芍与赤芍同用,养阴柔肝、活血散瘀,收散同用,祛邪不留瘀。

川羌活与防风相配,能散风胜湿、升清止泻,既可治肩背痛不可回顾,脊痛项强,腰似折,项似拔者,又可疗"清气在下,则生飧泄"及"湿胜则濡泻"。

葛根与丹参同用,清热活血、升清消瘀,可防治脑血栓、冠心病等心脑血管疾病。丹参善治血分,去滞生新,调经顺脉,功同四物;葛根清热解表、降火排毒、升阳止泻。

人参、麦冬相合,人参甘温,益元气,补肺气,生津液;麦冬甘寒,养阴清热,润肺生津,二者合用,一补一润,益气养阴、生津止渴。

牛膝与蔓荆子相配,牛膝活血通经,利尿通淋,引诸药下行,蔓荆子疏散风热,清利头目,气清味薄,浮而升,散风邪之药也,二者合用,一降一升,一血一气,调和气血,升降气机。

柏子仁与酸枣仁相合,清气无如柏子仁,补血无如酸枣仁,果核之有仁,犹心之有神,二者合用,养心宁神。

栀子与豆豉相配,清热除烦,栀子味苦性寒,泄热除烦,降中有宣,香豉体轻气寒,升散调中,宣中有降。

延胡索与川楝子合用,延胡索行气活血,川楝子疏肝泻火,共疗气滞血瘀、肝郁化热。

陈皮与半夏相配,燥湿化痰,行气和中,治痰通用二陈。

茯苓与泽泻共用,茯苓淡渗利湿,通调水道,下输膀胱,泽泻生长水泽,入走水府,行水降火,二者合用,通利小便。

瓜蒌与薤白相配,涤痰通阳,宽胸散结。

旋覆花与代赭石相合,宣气涤饮,下气镇逆,升清降浊,痞硬可消。

总之,栗德林教授治胸痹辨治灵活,遣方多样,效如桴鼓。

心　悸

心悸是指患者自觉心中悸动,惊慌不安,甚则不能自主的一种病证,常伴气短、胸闷、眩晕等症,脉诊节律失常。心悸当分惊悸和怔忡:常由外界刺激,或惊恐,或恼怒而发,发时心悸,时作时止,病来虽速,但全身情况较好,病势轻浅短暂者为惊悸；并无外惊，自觉心中惕惕，稍劳即发，病来虽渐，但全身情况较差，病情较为深重者为怔忡。心悸病因复杂，但以内因为主，多由体虚久病、饮食劳倦、情志所伤引起，而感受外邪、用药不当亦可致病。起病多为突发突止，或反复发作。病位在心，涉及脾、肾、肺、肝四脏。病性虚实俱有：虚者气血阴阳亏损，心神失养；实者痰火扰心、水饮凌心、心血瘀阻，心脉不畅。二者之间可以相互转化，或虚实夹杂，或虚多实少。临床表现多为本虚标实之证，本为气血阴阳亏损，标是气滞、血瘀、痰浊、水饮内盛。病久重症还可阴阳互损、心肾阳虚、心阳暴脱而变生厥、脱。其如《素问·平人气象论》言："脉绝不至曰死，乍疏乍数曰死。"西医学中各种心律失常，如心动过速、心动过缓、期前收缩、心房颤动或扑动、房室传导阻滞、病态窦房结综合征、预激综合征及心功能不全、神经官能症等主要表现为心悸时，可参照论治。

【辨证论治】

栗德林教授临床分型论治心悸，认为辨治首先当分惊悸、怔忡，再结合中西病证、辨析脉象变化，然后明辨邪正虚实，确立治疗法则，虚则扶正，实则祛邪，邪去正安，心神乃安。

心虚胆怯：心悸不宁，善惊易恐，坐卧不安，少寐多梦而易惊醒，食少纳呆，恶闻声响，苔薄白，脉细数或虚数。治法：镇惊定志，养心安神。方药：安神定志丸加减。

心脾两虚：心悸气短，头晕目眩，面色无华，神疲乏力，纳呆食少，少寐多梦，健忘，舌质淡，脉细弱。治法：补血养心，益气安神。方药：归脾汤加减。

阴虚火旺：心悸易惊，心烦失眠，五心烦热，口干，盗汗，思虑劳心则症状加重，伴有耳鸣，腰酸，头晕目眩，舌红少津，苔少或无，脉象细数。治法：滋阴清火，养心安神。方药：黄连阿胶汤加减。

心阳不振：心悸不安，胸闷气短，动则尤甚，面色苍白，形寒肢冷，舌淡苔白，脉虚弱，或沉细无力。治法：温补心阳，安神定悸。方药：桂枝甘草龙骨牡蛎汤加减。

水饮凌心：心悸，胸闷痞满，渴不欲饮，小便短少，下肢浮肿，形寒肢冷，伴有头晕，恶心呕吐，流涎，舌淡胖苔滑，脉弦滑或沉细，或结、代。治法：振奋心阳，化气利水。方药：苓桂术甘汤加减。

心血瘀阻：心悸胸闷，心痛时作，痛如针刺，唇甲青紫，舌质紫黯或有瘀斑，脉涩，或结代。治法：活血化瘀，理气通络。方药：桃仁红花煎、血府逐瘀汤加减。

痰火扰心：心悸时发时止，受惊易作，胸闷烦躁，失眠多梦，口干苦，大便秘结，小便短赤，舌红苔黄腻，脉弦滑。治法：清热化痰，宁心安神。方药：黄连温胆汤加减。

【临床验案】

案一、栗某，男，25 岁，2011 年 2 月 21 日初诊。

主诉：心悸易惊一年余。

现病史：近一年来心悸易惊，头晕胸闷，胸骨后有阻塞感，神倦乏力，时有流涕，舌黯苔白腻，脉弦细。既往有中度脂肪肝、咽炎病史。

西医诊断：心律失常。

中医诊断：心悸，痰浊扰心。

治法：豁痰开窍。

处方：温胆汤合木金散加减。

陈皮 15g	清半夏 10g	枳壳 15g	葛根 15g
苏子 15g	前胡 12g	茯苓 15g	炙甘草 10g
炒枣仁 15g	郁金 15g	木香 10g	仙灵脾 15g
合欢皮 20g	柴胡 15g	黄芩 12g	鸡血藤 15g

7 剂，水煎服，每日 1 剂，早晚分服。

二诊：心悸、胸闷诸症有所缓解，现入睡困难，多梦，易紧张，多思虑，舌淡黯苔薄白，脉沉弦。

处方：温胆汤合木金散加减。

陈皮 15g	清半夏 10g	茯苓 15g	炙甘草 10g
枳壳 15g	桔梗 20g	葛根 15g	前胡 12g
苏子 12g	石菖蒲 15g	川芎 10g	香附 15g
郁金 15g	木香 5g	焦栀子 15g	夜交藤 20g

合欢皮 20g　　决明子 12g　　炒枣仁 15g　　桂圆肉 15g

7 剂,水煎服,每日 1 剂,早晚分服。

三诊:诸症均减,只在连续工作之后略有心烦,眠差多梦明显减少,舌淡红苔薄白,脉弦。

处方:温胆汤合栀子豉汤加减。

陈皮 15g　　清半夏 15g　　茯苓 20g　　炙甘草 10g

枳壳 15g　　桔梗 20g　　葛根 15g　　苏子 15g

前胡 12g　　郁金 15g　　石菖蒲 15g　　远志 15g

合欢皮 20g　　夜交藤 20g　　桂圆肉 15g　　焦栀子 12g

淡豆豉 10g　　仙灵脾 12g　　木香 5g　　浮小麦 30g

7 剂,水煎服,每日 1 剂,早晚分服。

四诊:无心悸胸闷,睡眠好,舌淡红苔薄白,脉弦。

处方:温胆汤加减续服。

陈皮 15g　　清半夏 15g　　茯苓 15g　　甘草 10g

枳壳 15g　　桔梗 20g　　葛根 15g　　苏子 15g

前胡 12g　　郁金 15g　　石菖蒲 15g　　远志 15g

合欢皮 20g　　夜交藤 30g　　桂圆肉 15g　　木香 10g

继服 7 剂,巩固疗效。

案二、孙某,女,26 岁,2011 年 10 月 17 日初诊。

主诉:心慌憋闷 2 个月。

现病史:2 个月来自觉前胸每因生气发闷,有硬阻感,心慌,矢气较多,月经正常,舌淡黯苔薄白,脉细数。检查心电图示心率 104 次 /min。

西医诊断:心动过速。

中医诊断:心悸,肝郁气滞,痰热结胸。

治法:疏肝解郁,清化热痰。

处方:柴胡疏肝散合木金散、小陷胸汤加减。

柴胡 15g　　白芍 20g　　香附 12g　　枳壳 15g

陈皮 15g　　当归 15g　　川芎 10g　　郁金 15g

木香 10g　　炒枣仁 20g　　远志 15g　　瓜蒌 15g

黄连 10g　　　法半夏 10g　　　旋覆花^包12g　　　鸡血藤 15g

7 剂,水煎服,每日 1 剂,早晚分服。

二诊:心慌、胸闷稍减,肠鸣,便不成形,舌淡黯苔薄白,脉细数时促。

处方:归脾汤加减。

党参 20g	炒白术 15g	炙黄芪 30g	当归 10g
炙甘草 12g	茯苓 15g	远志 15g	炒枣仁 20g
木香 5g	郁金 15g	桂圆肉 15g	大枣 12g
柏子仁 15g	苦参 10g	法半夏 15g	枳壳 15g

7 剂,水煎服,每日 1 剂,早晚分服。

三诊:现胸前硬感减轻,但心前胸发紧不适,偶作心慌,大便稍干,眠可,舌黯苔薄,脉涩。24 小时监测心电图示:窦性心律不齐,阵发性心动过速,137 次 /min,晚间 64 次 /min。

处方:炙甘草汤合小陷胸汤加减。

炙甘草 15g	党参 20g	桂枝 10g	麦冬 15g
生地 15g	麻仁 10g	大枣 12g	郁金 15g
木香 10g	柴胡 15g	白芍 15g	枳壳 12g
炒枣仁 15g	黄连 12g	法半夏 10g	瓜蒌 20g
苦参 12g	丹参 15g	远志 15g	

14 剂,水煎服,每日 1 剂,早晚分服。

四诊:自觉心慌、胸骨后硬感轻微,舌淡红苔薄白,脉细数。脉搏 102 次 /min。

处方:炙甘草汤合小陷胸汤、四逆散。

炙甘草 15g	党参 15g	桂枝 10g	麻仁 10g
麦冬 15g	黄连 12g	法半夏 10g	瓜蒌 20g
柴胡 15g	白芍 15g	香附 15g	枳壳 15g
郁金 15g	木香 10g	远志 15g	石菖蒲 15g
平盖灵芝 10g	合欢皮 15g	苦参 10g	生蒲黄^包12g

14 剂,水煎服,每日 1 剂,早晚分服。

五诊:心慌、胸前硬感偶作,饮食较多,经量偏少,畏冷,舌淡红苔薄白,脉弦。

处方：血府逐瘀汤加减。

当归 15g	生地 15g	桃仁 15g	红花 10g
甘草 10g	赤芍 15g	柴胡 12g	川芎 10g
桔梗 20g	牛膝 15g	郁金 15g	川木通 10g
石菖蒲 15g	远志 15g	枳壳 15g	生牡蛎 20g
平盖灵芝 15g	益母草 20g		

14 剂，水煎服，每日 1 剂，早晚分服。

六诊：心慌、前胸硬感消失，诸症平，舌淡红苔薄白，脉细数。处方改为血府逐瘀胶囊每次 4 粒，日 3 次；加味逍遥丸 1 袋，日两次巩固。

案三、余某,女,78岁,2010 年 9 月 30 日初诊。

主诉：卧时心悸头晕 10 年。

现病史：10 年来卧时心悸，口干，时有头晕，大便溏泻，手足凉，眠差，舌紫绛有裂纹，苔薄白，脉涩结代。既往心脏检查：频发房性早搏、室性早搏、短阵房颤。

西医诊断：频发房性早搏、室性早搏，短阵房颤。

中医诊断：心悸，气血阴阳俱虚。

治法；补气养血，温阳滋阴。

处方：炙甘草汤合黄芪生脉散加减。

炙甘草 15g	党参 20g	干姜 12g	桂枝 10g
麦冬 15g	生地 15g	阿胶 5g	炒枣仁 15g
苦参 10g	山药 20g	白术 15g	大枣 15g
生黄芪 40g	五味子 10g	茯苓 20g	柏子仁 15g

7 剂，水煎服，每日 1 剂，早晚分服。

二诊：现心悸减轻，时心烦口干，因感冒颈背不适、眼睑发紧、流涕，呃逆，便溏，眠差，舌黯稍紫苔薄白，脉沉细。体检：尿潜血(++)，血脂轻度异常。

处方：生脉散合小柴胡汤加减。

党参 15g	麦冬 15g	黄精 20g	炒白术 15g
焦栀子 10g	黄芩 12g	法半夏 10g	柴胡 15g
甘草 10g	决明子 12g	炒莱菔子 15g	五味子 6g

| 竹茹 10g | 夜交藤 20g | 龙齿 15g | 炒枣仁 15g |
| 山药 15g | 炒薏苡仁 20g | 仙鹤草 15g | 小蓟 15g |

7 剂,水煎服,每日 1 剂,早晚分服。

三诊:睡眠稍好,大便先溏后干,心时烦,无心悸,舌紫黯少苔,脉沉细。

处方:归脾汤加减。

党参 15g	炒白术 15g	炙黄芪 30g	当归 15g
炙甘草 10g	远志 12g	茯苓 15g	炒枣仁 15g
龙眼肉 12g	夜交藤 20g	合欢皮 15g	山药 15g
柏子仁 15g	枳壳 15g	焦三仙各 15g	龙齿 15g

7 剂,水煎服,每日 1 剂,早晚分服。

四诊(2010 年 11 月 15 日):睡眠、心烦均见好,白天感气短,便已成形,舌紫黯,苔薄白,脉弦细。

处方:归脾汤合生脉散加减。

党参 15g	炒白术 15g	炙黄芪 30g	当归 12g
炙甘草 15g	远志 15g	茯苓 20g	炒枣仁 20g
桂圆肉 15g	夜交藤 30g	合欢皮 20g	山药 20g
柏子仁 15g	麦冬 15g	五味子 10g	斑褐灵芝 15g
丹参 15g			

7 剂,水煎服,每日 1 剂,早晚分服。

五诊:诸症见轻,气短好转,二便正常,睡眠尚可,舌黯红有裂纹,苔薄白,脉弦细。继服前方 7 剂巩固。

【按】

心悸病位在心,《灵枢·邪客》云:"心者,五脏六腑之大主也,精神之所舍也。"脏腑受病,扰于心神,皆可致心悸。案一心悸易惊、神疲乏力,为多思忧虑,脾气亏虚,运化失常,蕴湿生痰,脾虚肝乘,肝气偏旺,肝气郁结,痰气交阻,扰于心神,发为惊悸。急则去实,治以化痰行气、疏肝解郁,方用温胆汤合木金散;缓则图本,其本在脾虚,故后期用益气养血、宁心安神之法,药加龙眼肉与夜交藤。案二心慌胸闷、生气诱发本病,属肝气郁滞,气滞血瘀,郁久化火,火烁阴伤,阴损及阳,致心之气血阴阳俱虚,心神失养;同时火炼津液,化为痰浊,陷于心胸,扰于心神;再者,肝旺乘脾,脾虚气弱,化源不足,气血亏少,心神失养;运化失常,水液停聚,化湿生痰,共扰心神。正虚邪实,虚实夹杂,源于肝郁,故选方柴胡疏肝散疏肝解郁行其气,小陷胸汤辛苦开泄散其结,同时选用炙甘草汤、归脾汤气血阴阳并调补其虚,扶正达邪,效果明显。病由气生、血随气滞,故用加味逍遥丸、血府逐瘀汤善其后,巩固疗效,防止复发。案三夜卧心悸、口干肢冷、脉结代。该患年迈劳伤,心脾两虚,心之气血阴阳不足,脾之气血生化乏源,故用治疗"脉结代,心动悸"之炙甘草汤内外调和,悸可宁而脉可复,合"神智思意,火土合德"之归脾汤滋心阴,养脾阳,壮子益母。治在心脾,切中病机,故疗效显著。以上三案,症虽相似,病机不同,故治疗各有偏重,临床审因论治,病同治异,效如桴鼓。

内 伤 发 热

内伤发热是指以内伤为病因,以气血阴阳亏虚、脏腑功能失调为基本病机,以发热为主要临床表现的病证。临床多表现为低热,也有时高热,有的仅自觉发热或五心烦热,体温并不升高。引起内伤发热的病因广泛,如劳思过度、情志不畅、饮食不节、房劳过度、阴精亏耗、阳气虚衰、痰湿停滞、瘀血内阻、久病失血等导致脏腑气血阴阳失调发病。感受外邪、七情郁结、饮食失调、劳倦过度、或值暑令作为诱因还可引发或加重本病。内伤发热病位在脾、胃、肝、肾,以脾、肾为主。病性以虚为主,可见实证,常虚实夹杂。虚为脏腑气血阴阳亏虚,实为气滞、血瘀、痰湿阻滞。总体病势始则病气,继而痰湿血瘀,可由脾及肾,或由肝犯脾,由脾及肝,由肝及肾。临床分为虚、实两类。肝经郁热、瘀血阻滞、痰湿停聚属实,气虚、血虚、阴虚、阳虚属虚。病久由实转虚、由轻转重,长期不愈,低热缠绵。其中瘀血病久,损及气血阴阳,虚实夹杂,临床多见。西医学中不明原因发热、功能性低热、肿瘤、血液病、结缔组织疾病、内分泌疾病、部分慢性感染性疾病表现发热者,可参考论治。

【辨证论治】

栗德林教授临床分型论治内伤发热,讲求辨治首先要抓住患者主诉,明辨发热特点及加重因素,然后分析病位,确定病性,辨别虚实,确立治则,遣方用药。

气郁发热：发热多为低热或潮热，热势常随情绪波动而起伏，精神抑郁，胸胁胀满，烦躁易怒，口干而苦，纳食减少，舌红，苔薄黄，脉弦数。治法：疏肝理气，解郁泻热。方药：丹栀逍遥散加减。

血瘀发热：午后或夜晚发热，或自觉身体某些部位发热，口燥咽干，但不多饮，肢体或躯干有固定痛处或肿块，面色萎黄或晦黯，舌质青紫或有瘀点、瘀斑，脉弦或涩。治法：活血、逐瘀、退热。方药：血府逐瘀汤加减。

湿郁发热：低热，午后热甚，胸闷脘痞，全身重着，不思饮食，渴不欲饮，呕恶，大便稀薄或黏滞不爽，舌苔白腻或黄腻，脉濡数。治法：利湿清热。方药：三仁汤加减。

气虚发热：发热，热势或低或高，常在劳累后发作或加剧，倦怠乏力，气短懒言，自汗，易外感，食少便溏，舌质淡，苔白薄，脉弱。治法：益气健脾，甘温除热。方药：补中益气汤加减。

血虚发热：多为低热，头晕目眩，身倦乏力，心悸不宁，面色少华，唇甲色淡，舌质淡，脉细。治法：益气养血。方药：归脾汤加减。

阴虚发热：午后发热，或夜间发热，不欲近衣，手足心热，烦躁，少寐多梦，盗汗，口干咽燥，舌质红，或有裂纹，苔少，甚至无苔，脉细数。治法：养阴清热。方药：清骨散加减。

阳虚发热：发热而欲近衣，形寒怯冷，四肢不温，少气懒言，头晕嗜卧，腰膝酸软，纳少便溏，面色㿠白，舌质淡胖，或有齿痕，苔白润，脉沉细无力。治法：温补阳气，引火归元。方药：金匮肾气丸加减。

【临床验案】

案一、孟某,女,47 岁,2010 年 11 月 4 日初诊。

主诉：间断性低热 2 月余。

现病史：间断低热 2 月余，午后发热，手足心热，伴身倦腰酸，背痛如揪，胸闷时如泣状，舌木口干，胃脘胀满隐痛，食后易吐，畏冷，大便干，舌体胖厚质黯，苔薄白根腻，脉弦细。素有慢性支气管炎、滴虫性阴道炎。

西医诊断：不明原因发热。

中医诊断：内伤发热，气滞痰阻血瘀。

治法：行气化痰活血。

处方：柴胡疏肝散、木金散合半夏泻心汤加减。

党参 20g	黄连 10g	姜半夏 10g	黄芩 12g
干姜 10g	延胡索 15g	甘草 10g	伏龙肝 15g
炒莱菔子 20g	酒大黄 10g	九香虫 15g	枳壳 15g
焦三仙^各15g	杜仲 15g	柴胡 15g	白芍 20g
郁金 15g	木香 10g	生赭石 15g	旋覆花^包12g

14 剂，水煎服，每日 1 剂，早晚分服。

二诊：午后发热、手足心热、胃脘不适及背痛、舌木诸症见轻，现胸闷长太息，耳鸣，少寐，口眼干燥，大便干，左足跟痛，月经量先少后多，伴腹痛乳胀，舌稍胖黯苔白，脉弦。妇科检查：子宫肌瘤，多发，大如鸡卵。

处方：秦艽鳖甲散合半夏泻心汤加减。

党参 15g	黄连 15g	黄芩 15g	姜半夏 10g
干姜 8g	延胡索 15g	甘草 10g	炒莱菔子 20g
九香虫 12g	知母 15g	旱莲草 20g	女贞子 20g
黄柏 12g	秦艽 15g	鳖甲 15g	青蒿 15g
地骨皮 20g	杜仲 15g	威灵仙 15g	益母草 20g

7 剂，水煎服，每日 1 剂，早晚分服。

三诊：诸症俱减，眼睑肿胀，便溏不爽，鼻中干燥，舌黯紫苔白，脉沉弦。

处方：半夏泻心汤加减继服。

党参 20g	黄连 15g	黄芩 15g	姜半夏 10g
干姜 10g	延胡索 15g	甘草 15g	炒莱菔子 20g
九香虫 15g	知母 12g	旱莲草 20g	女贞子 20g
杜仲 15g	威灵仙 20g	黄柏 15g	白术 20g
厚朴 15g	大腹皮 15g	合欢皮 20g	夜交藤 30g

7 剂，水煎服，每日 1 剂，早晚分服。

四诊(2010 年 12 月 9 日)：已无低热，余症轻微，二便正常，舌淡黯苔薄白，脉沉弦，继服前方 7 剂。后改加味逍遥丸次 1 袋、日 2 次口服，巩固而愈。

案二、秦某,女,39岁,2011年7月25日初诊。

主诉:不规则发热半年多。

现病史:不规则发热半年多,最高达39℃以上,用西药汗出而降,但随后又起,对太阳光敏感,起皮疹,红细胞沉降率快,外院诊断为结缔组织疾病,服用泼尼松,现伴心慌,舌淡黯苔白,脉结代。

西医诊断:结缔组织疾病。

中医诊断:内伤发热,阴虚湿热。

治法:滋阴清热。

处方:秦艽扶羸汤加减。

秦艽 15g	鳖甲 15g	柴胡 12g	地骨皮 15g
当归 15g	紫菀 15g	知母 15g	乌梅 10g
青蒿 15g	白鲜皮 15g	生地 15g	黄芩 15g
荆芥 15g	防风 10g	蝉蜕 10g	大血藤 15g

7剂,水煎服,每日1剂,早晚分服。

二诊(2011年8月3日):服上方热势明显减轻,皮疹减轻,兼症亦减轻。

处方:效不更方,原方继服7剂。

随访:共服上方14剂痊愈。

案三、辛某,女,30岁,2010年6月3日初诊。

主诉:产后开始发热1月余。

现病史:产后开始发热1月余,经用激素后热退,全身倦怠乏力,走路困难,难以持物,腰背肌肉疼痛,经协和医院检查,诊为结缔组织病。5月中停激素后再度发热,手足心热,伴汗出较多,倦怠乏力,腰背痛,耳鸣,饮食尚可,但恶心,便溏,日2~3次,舌黯红,苔薄白,脉弦细稍数。

西医诊断:结缔组织病。

中医诊断:内伤发热,阴虚内热。

治法:养阴退热。

处方:秦艽扶羸汤加减。

秦艽 15g	鳖甲 15g	柴胡 12g	地骨皮 15g

当归 15g	紫菀 15g	知母 10g	生黄芪 50g
乌梅 15g	青蒿 15g	生龙牡^各15g	白术 15g
生薏苡仁 20g	虎杖 15g	大血藤 15g	竹茹 15g

7 剂,水煎服,每日 1 剂,早晚分服。

守方共服药 1 个月而愈。

案四、张某,男,27 岁,2013 年 1 月 5 日初诊。

主诉:持续发热半月余。

现病史:近半月断续发热,在 38.5℃左右,盗汗,右下腹痛,B 超示肝脾肿大,淋巴细胞增多,肝功有改变,伴身倦,畏冷,便溏,舌淡黯苔白,脉沉弦。有哮喘史。

西医诊断:传染性单核细胞增多症。

中医诊断:内伤发热,阴虚血热。

治法:滋阴凉血清热。

处方:秦艽扶羸汤加减。

秦艽 15g	鳖甲 15g	柴胡 12g	地骨皮 15g
当归 12g	紫菀 12g	知母 10g	乌梅 15
大青叶 15g	板蓝根 15g	青蒿 15g	黄芩 12g
垂盆草 15g	水飞蓟 15g	五味子 10g	蝉蜕 10g

7 剂,水煎服,每日 1 剂,早晚分服。

共服上药 14 剂热退。

案五、高某,男,77 岁,2012 年 9 月 6 日初诊。

主诉:不明原因发热 3 个月。

现病史:不明原因发热 3 个月,体温最高达 40.5℃,时伴呼吸道感染,检查各项指标没有明显异常,在脑部位似乎有轻度改变,发热时多渐见呆滞,无欲状,记忆力减退,经服退热药方降温,曾用过激素,现伴下肢沉重,舌红苔黄腻,脉缓。

西医诊断:不明原因发热。

中医诊断:内伤发热,湿热内盛。

治法：清热利湿。

处方：三仁汤合白虎汤加减。

杏仁 15g	白豆蔻 15g	生薏苡仁 30g	川楝子 15g
法半夏 15g	白通草 10g	滑石块^{先煎}20g	竹叶 10g
生石膏^{先煎}20g	知母 15g	藿香 15g	佩兰 15g
甘草 10g	茯苓 15g	神曲 15g	羚羊角粉^冲0.9g

4 剂，水煎服，每日 1 剂，早晚分服。

服上方 4 剂后，体温在 37.3~38.2℃，效不更方，继续服药近 1 个月而愈。

案六、殷某，男，47 岁，2012 年 7 月 12 日初诊。

主诉：自觉发热 2 周。

现病史：2 周来自觉发热，天气越凉越觉发热，白天夜里均热，又怕冷，欲盖厚被，自汗盗汗，口渴饮多，小便正常，大便不畅，舌黯紫，苔薄白，脉沉弦。

西医诊断：不明原因发热。

中医诊断：内伤发热，外寒内热。

治法，散寒清热滋阴。

处方：麻黄附子细辛汤、桂枝汤合秦艽鳖甲散加减。

麻黄 10g	炙附子^{先煎}15g	细辛 5g	桂枝 12g
白芍 20g	甘草 10g	大枣 15g	青蒿 20g
鳖甲 15g	生黄芪 30g	生龙牡^各15g	生石膏^{先煎}20g
知母 15g	秦艽 15g	地骨皮 15g	乌梅肉 15g

7 剂，水煎服，每日 1 剂，早晚分服。

服上方 2 周，明显好转。后续服 6 周，症平停药。

【按】

案一西医为不明原因发热，发热常于午后出现，伴手足心热，胸闷太息，行经乳胀，证属肝气郁滞，郁而化火，火热伤阴，肝逆犯脾，脾胃失和，气机失常，寒热错杂，治当滋阴清热，疏肝解郁，行气和胃，苦降辛开，用秦艽鳖甲散、柴胡疏肝散、木金散、半夏泻心汤合方加减，热退病除后，以加味逍遥丸善后，防止复发。案二、三西医均为结缔组织病，用激素治疗，热退而复起，病程相对较长,中医认为均有阴虚内热之象,同选秦艽扶羸汤。该方出自《杨氏家藏方》,主治肺痿骨蒸,或寒或热成劳,咳嗽声咳不出,体虚自汗,四肢倦怠。方中柴胡、秦艽散表邪兼清里热,鳖甲、地骨滋阴血而退骨蒸,参、草补气,当归和血,紫菀理痰,半夏降逆,表里交治,气血兼调,为扶羸良剂,若气虚不显者,均去参、草。案二见光起疹,加凉血祛风之品。案三乏力自汗,配益气固表之药。案四发热盗汗,肝脾肿大,淋巴细胞升高,西医诊断为传染性单核细胞增多症,中医辨证为阴虚内热夹毒,亦选秦艽扶羸汤,但加大青叶、板蓝根清热解毒之品,并加垂盆草、水飞蓟利湿解肝毒。栗德林教授曾用此方加减治疗多例癌性低热患者,也取得较好临床疗效。案五发热原因协和医院认为属中枢神经系统发热类。患者病势缠绵,相对缓脉,下肢沉重,证当属湿热内蕴,胶结不解,以三仁汤合白虎汤加味利湿清热取效。案六骨蒸发热,昼夜均重,见凉反热,畏寒喜暖,自汗盗汗,其为阴阳两虚均甚,有太少两感之证。虚劳之人,血气微弱,阴阳俱虚,阴虚则内热,阳虚则外寒。阴阳两虚均致热,治当阴阳并调,故用麻黄附子细辛汤合桂枝汤温补肾阳、调和营卫以散外寒,秦艽鳖甲散滋补阴液、益水制火以清内热。栗德林教授治疗内伤发热,紧扣病机,随证加减,灵活应用,效果明显。

胃　　癌

胃癌是中西医学共同的疾病名称,西医学对胃癌按组织学分类,分为腺癌、未分化癌、黏液癌、特殊类型癌(包括腺鳞癌、鳞状细胞癌、类癌等)。胃癌可发生于胃的任何部位,但半数以上见于胃窦部,尤其是沿小弯侧。其次是贲门,再次为胃底及胃体等部位。中医学认为,胃癌是由于正气内虚,加之饮食不节、情志失调等原因引起的。以气滞、痰湿、瘀血蕴结于胃,胃失和降为基本病机,以脘部饱胀或疼痛、纳呆、消瘦、黑便、脘部积块为主要临床表现的一种恶性疾病。据文献记载,胃癌的发病率约为整个消化道癌肿的40%~50%,是消化道癌肿的第一位。我国在世界上居于胃癌发病率较高的国家,尤其是甘肃河西走廊、胶东半岛及江浙沿海一带。迄今为止,胃癌病因尚未完全明了。但根据患者的起病经过及临床表现,可知本病的发生与正气虚损和邪毒入侵有比较密切的关系。本病发病一般较缓,患者早期可无任何症状，或以胃脘疼痛、嗳气作胀、胃纳不佳、大便色黑等为首发症状。胃癌转移出现相应转移病灶的临床症状，如肝肿大、黄疸、腹水、前列腺上部坚硬肿块、卵巢肿大等。

【辨证论治】

本病病位在胃，但与肝、脾、肾等脏关系密切，因三脏之经脉均循行于胃。且胃与脾相表里，脾为胃行其津液，若脾失健运则酿湿生痰，阻于胃腑；胃气以降为顺，以通为用，其和降有赖于肝气之条达，肝失条达则胃失和降，气机郁滞，进而可以发展为气滞血瘀，日久形成积块；中焦脾胃有赖肾之元阴、元阳的濡养、温煦，若肾阴不足，失于濡养，胃阴不足，胃失濡润可发为胃癌，或肾阳不足，脾胃失于温煦，虚寒内生，阳气不足无以化气行水，则气滞、痰阻、瘀血变证丛生。初期痰气交阻、痰湿凝滞为患，以标实为主；久病则本虚标实，本虚以胃阴亏虚、脾胃虚寒和气血两虚为主，标实则以痰瘀互结多见。治疗总以扶正祛邪为大法，根据证候情况灵活调整，常选用六君子汤、平胃散、半夏泻心汤、归脾汤等。

经现代药理及临床研究，已筛选出一些较常用的抗胃癌及其他消化道肿瘤的中药，如清热解毒类的白花蛇舌草、半枝莲、菝葜、肿节风、藤梨根、拳参、苦参、野菊花、野葡萄藤等；活血化瘀类的鬼箭羽、丹参、虎杖、三棱、莪术、铁树叶等；化痰散结类的牡蛎、海蛤、半夏、瓜蒌、石菖蒲等；利水渗湿类的防己、泽泻等。上述这些具有一定抗癌作用的药物，可在辨证论治的基础上，结合胃癌的具体情况，酌情选用。

【临床验案】

季某，女，78岁，2011年12月19日初诊。

主诉：恶心呕吐胃痛3年余。

现病史：胃癌3年余，经保守治疗后缓解，近期症状又加重，恶心、呕吐，便恶臭味，胃脘隐痛，易倦怠乏力，口干。舌黯红苔薄白，脉弦滑有力。既往有糖尿病史、冠心病史多年。注射胰岛素治疗。胃镜提示：胃体、大弯、胃角部肿物呈菜花样，有出血。

西医诊断：胃癌。

中医诊断：癥瘕，脾胃气虚。

治法：健脾益气。

处方：方用六君子汤加减。

党参 20g	炒白术 15g	陈皮 15g	山楂 10g
茯苓 15g	法半夏 15g	柴胡 12g	延胡索 15g
炒麦芽 20g	伏龙肝 15g	白花蛇舌草 20g	青龙衣 15g
黄药子 10g	丁香 12g	柿蒂 15g	生姜 10g

7 剂，水煎服，每日 1 剂，早晚分服。

二诊（2011 年 12 月 29 日）：胃痛稍缓，欲呃逆而不能，大便无力而干，欲呕吐，右胁肋部疼痛，口中苦涩无味，胃部喜暖，发酸，食后痛。舌黯苔薄白，脉弦细。

处方：方用半夏泻心汤加减。

党参 20g	黄连 12g	黄芩 10g	姜半夏 15g
干姜 12g	延胡索 15g	枳壳 15g	甘草 10g
炒川楝子 12g	炒莱菔子 15g	黄药子 10g	九香虫 15g
白花蛇舌草 20g	海螵蛸 20g	白芍 20g	三七粉^{冲}3g
白及粉^{冲}3g	猪苓 12g	白芷 12	代赭石 15g
青龙衣 15g			

7 剂，水煎服，每日 1 剂，早晚分服

三诊（2012 年 1 月 6 日）：吃饭或药后胃部疼痛，空腹时也痛。痛时大便呈汤药色，呃逆声响，欲呕不出，呕吐物酸黏，口淡，乏味，不知饥。舌淡红有瘀斑，脉弦滑。化验：血糖 9.7mmol/L，糖化血红蛋白 8.0%。

处方：半夏泻心汤加减。

党参 15g	黄连 10g	黄芩 10g	姜半夏 15g
生姜 6g	高良姜 10g	延胡索 15g	九香虫 15g
炒川楝子 12g	白芷 15g	白芍 15g	海螵蛸 20g
枯矾 10g	三七粉^{冲}3g	白及粉^{冲}3g	神曲 15g
炒麦芽 20g	竹茹 10g	黄药子 10g	白花蛇舌草 20g
无柄灵芝粉^{冲}10g	青龙衣 15g		

14 剂,水煎服,每日 1 剂,早晚分服。

四诊(2012 年 2 月 9 日):口中乏味,凉淡感,近日胃脘隐痛,易倦怠乏力,纳少,大便无力。便溏时干。脚面疼痛。舌黯红,苔中白,脉沉弦。

处方:半夏泻心汤加减。

党参 20g	黄连 12g	黄芩 12g	姜半夏 15g
干姜 12g	延胡索 15g	枳壳 15g	甘草 10g
川楝子 12g	九香虫 15g	鸡内金 15g	黄药子 10g
白花蛇舌草 20g	桑螵蛸 20g	三七粉^冲3g	海螵蛸 20g
白及粉^冲3g	猪苓 15g	无柄灵芝粉^冲5g	白芍 20g
青龙衣 15g			

21 剂,水煎服,每日 1 剂,早晚分服。

五诊(2012 年 3 月 6 日):右胁及左上腹痛,连及背痛,呃逆、恶心,饥饿时胃痛重,食后略减,纳少,反酸。头晕,视物不清。舌黯苔白较厚,脉弦滑。

处方:平胃散合小陷胸汤加减。

苍术 12g	川厚朴 15g	陈皮 15g	甘草 10g
黄连 15g	法半夏 15g	瓜蒌 20g	党参 20g
白芍 20g	炒白术 15g	猪苓 15g	川楝子 15g
白芷 12g	蜈蚣 2 条	香附 12g	白及粉^冲6g
黄药子 10g	白花蛇舌草 20g	无柄灵芝粉^冲15g	青龙衣 15g
炒莱菔子 20g	九香虫 10g	三七粉^冲3g	

14 剂,水煎服,每日 1 剂,早晚分服。

六诊(2012 年 3 月 20 日):皮肤瘙痒,尿黄,大便仍发黑,隐痛,无食欲,食后疼痛加重。嗳气,呃逆,背冷畏寒。舌质黯,苔薄,脉结代。

处方:茵陈五苓散合四物汤加减。

茵陈 15g	桂枝 15g	茯苓 20g	泽泻 12g
炒白术 20g	猪苓 15g	制附子^{先煎}15g	干姜 12g
生黄芪 50g	陈皮 15g	竹茹 10g	神曲 15g
炒麦芽 30g	九香虫 12g	黄药子 12g	白花蛇舌草 20g
土茯苓 25g	甘草 10g	太子参 20g	当归 12g
白芍 20g	川芎 12g	熟地 20g	白及粉^冲6g

无柄灵芝粉^冲10g　　　　青龙衣 15g　　三七粉^冲3g

14 剂，水煎服，每日 1 剂，早晚分服。

七诊(2012 年 4 月 2 日)：胃肠痛稍减，恶心嗳腐吞酸，便稍干，呃逆，口中黏腻，背部瘙痒减轻，皮肤干燥。舌淡黯，苔白，脉弦。

处方：茵陈五苓散加味。

茵陈 20g	桂枝 15g	茯苓 15g	猪苓 15g
泽泻 15g	制附子^{先煎}15g	干姜 12g	太子参 20g
生黄芪 30g	炒薏苡仁 30g	陈皮 15g	厚朴 15g
草豆蔻 15g	木香 10g	黄药子 15g	九香虫 15g
土鳖虫 15g	白花蛇舌草 20g	伏龙肝 15g	白及粉^冲6g
延胡索 15g	白芍 30g	白芷 15g	焦三仙^各15g
无柄灵芝粉^冲10g	三七粉^冲3g	青龙衣 15g	

14 剂，水煎服，每日 1 剂，早晚分服。

八诊(2012 年 4 月 16 日)：胃部已不痛，饮食有增，两臂肘上奇痒干燥，两胁发胀，晨起咽干，午后头晕，易困倦。畏油腻，尿频，有涩痛感，少腹隐痛，乏味嗳气。舌根部轻度溃疡。舌黯红少苔，脉沉弦。

处方：茵陈五苓散合丁香柿蒂汤加减。

茵陈 20g	茯苓 15g	猪苓 20g	泽泻 12g
桑枝 15g	党参 25g	炒白术 20g	陈皮 15g
生黄芪 50g	知母 15g	香附 15g	厚朴 12g
炒麦芽 30g	九香虫 15g	黄药子 15g	土鳖虫 15g
竹茹 12g	丁香 12g	柿蒂 15g	白花蛇舌草 20g
延胡索 15g	白芍 20g	蔓荆子 15g	无柄灵芝粉^冲20g
全蝎 6g	当归 15g	苦参 15g	白及粉^冲6g
三七粉^冲3g	青龙衣 15g		

14 剂，水煎服，每日 1 剂，早晚分服。

九诊(2012 年 10 月 8 日)：胃中已不痛，胰岛素已停用，现主要为胃中饥饿感，口中乏味。不欲进食。时仍有恶心，面色萎黄。舌粉红，有轻齿痕，苔薄白，脉沉细。

处方：二陈汤合四君子汤加减。

陈皮 15g	竹茹 12g	党参 20g	法半夏 15g
麦冬 15g	炒白术 20g	甘草 10g	香附 12g
生山楂 15g	炒麦芽 20g	神曲 15g	茯苓 15g
佩兰 15g	藿香 15g	当归 15g	生黄芪 50g
酒大黄 6g	肉苁蓉 20g	黄药子 12g	白花蛇舌草 20g
石见穿 15g	半枝莲 15g	土茯苓 20g	阿胶珠 12g
三七粉^冲3g	青龙衣 15g		

14 剂,水煎服,每日 1 剂,早晚分服。

十诊(2012 年 11 月 26 日):停服药 1 个多月,现在胃不痛不恶心,胃中仍有饥饿感,只是至咽喉部有阻塞感,呃逆后觉不舒,大便 2~3 天 1 次,不干,畏寒。面色晦黯。舌淡红苔薄白,脉沉细。

处方:丁香柿蒂汤加减。

丁香 12g	白豆蔻 15g	伏龙肝 15g	陈皮 15g
竹茹 10g	柿蒂 15g	焦三仙^各15g	旋覆花^包15g
鸡内金 15g	黄药子 10g	法半夏 15g	黄连 10g
生姜 10g	三七粉^冲3g	白花蛇舌草 20g	土茯苓 15g
炒白术 15g	山药 20g	党参 20g	枳壳 20g

7 剂,水煎服,每日 1 剂,早晚分服。

【按】

治消化道肿瘤栗德林教授注重正邪关系,根据情况调整扶正与祛邪用药,常选用白花蛇舌草、无柄灵芝、黄药子、土茯苓、猪苓、蛇莓、白英、龙葵、青龙衣等近几十年经验证确有明显抗癌作用的中草药。栗德林教授经过多年临床验证,总结出青龙衣(青核桃皮)对消化道肿瘤确有明显的抑制作用。黄药子虽有小毒,但栗德林教授常在肠上皮化生、癌前病变时应用此药,取得一定疗效。另外在对有消化道出血倾向时,栗德林教授多加用三七粉、白及粉;若考虑同时有溃疡存在,栗德林教授往往加入枯矾,配合三七、白及共奏生肌敛疮之功。若邪盛之征突出,如积块较大而质硬、疼痛剧烈、腹满不食等,且正衰之象明显,如纳食极少、或食入即吐、极度消瘦、大量黑便、甚则呕血等,则预后多不良,临床需注意与患者及家属提前做好沟通。

痛　经

痛经患者多有伴随月经周期规律性发作的小腹疼痛,且多呈继发性、渐进性加重的特点。腹痛多发生在经前 1~2 天,行经第 1 天达高峰。可呈阵发性、痉挛性疼痛,常伴下坠感。严重者可放射到腰骶部、肛门、阴道、股内侧。重者常伴见面色苍白、出冷汗、手足发凉,甚至晕厥之象。疼痛程度通常可以分成三度,采用视觉模拟评分法(VAS 评分),轻度疼痛:1~3 分,中度疼痛:4~6 分,重度疼痛:7~10 分。

【辨证论治】

寒凝血瘀证:经前或经期小腹冷痛,得热痛减,色黯,有血块;平素带下量多,质清稀,畏寒肢冷;舌黯或有瘀点、瘀斑,苔白或腻,脉沉紧。治以温经散寒,化瘀止痛,少腹逐瘀汤加减。

气滞血瘀证:经前或经期小腹胀痛拒按,经行不畅,色紫黯,有血块,块下痛减;经前乳房胀痛;舌黯红或有瘀点、瘀斑,苔薄白,脉弦。治以疏肝行气,化瘀止痛,膈下逐瘀汤加减。

肾虚血瘀证:主症为经行小腹坠痛、腰膝酸软;次症为经色淡黯或夹块、月经量少或错后、头晕耳鸣、夜尿频多、性欲减退。舌质淡黯,或有瘀斑、瘀点,苔薄白;脉沉细或沉涩。治以补肾益气,化瘀止痛,仙灵化瘀汤加减。

湿热瘀阻证:经前或经期小腹疼痛或胀痛拒按,有灼热感,或痛连腰骶,色黯红,质稠,或夹较多黏液;平素带下量多,色黄,质稠,有味,或低热起伏,小便黄赤;舌红,苔黄腻,脉弦数或滑数。治以清利湿热,化瘀止痛,清热调血汤加减。

【临床验案】

郎某,女,45 岁,2010 年 9 月 3 日初诊。

主诉:经行伴乳房胀痛数月。

现病史:经期少腹胀痛伴两乳胀痛,月经延后,2~3 个月一行,经量不多,第二天色黑有块,平素两乳胀痛,检查有乳腺小叶增生,心情郁闷,身倦肢胀痛,睡眠欠佳,有颈椎病,右手时有发麻,胃中不适,嗳气,晨起口微苦,舌黯苔薄,脉沉弦。

西医诊断:月经不调。

中医诊断:痛经。

治法:疏肝解郁。

处方:柴胡疏肝散加减。

柴胡 15g	白芍 20g	香附 15g	枳壳 15g
陈皮 15g	当归 15g	川芎 10g	乌药 15g
王不留行 15g	穿山甲粉^冲3g	生薏苡仁 20g	车前子^包15g
刘寄奴 15g	砂仁 10g	延胡索 15g	炒莱菔子 15g

7剂,水煎服,每日1剂,早晚分服。

二诊:经期诸症均减,经前两乳微胀,经血有少量块,色黯红,便稍溏,多梦,舌黯少苔,脉弦细。

处方:柴胡疏肝散加减。

柴胡 15g	白芍 15g	香附 15g	枳壳 15g
陈皮 15g	当归 15g	王不留行 15g	穿山甲粉^冲5g
山药 20g	炒白术 15g	乌药 15g	夜交藤 20g
合欢皮 20g	路路通 20g	通草 12g	鸡血藤 20g

7剂,水煎服。

三诊:月经已基本正常,无明显症状,手时发麻,便时溏,目干涩,梦较多。检查:乳腺小叶增生结节明显减小。舌淡黯,苔薄,脉弦稍滑。

处方:原法继进。

柴胡 15g	白芍 15g	香附 15g	枳壳 15g
陈皮 15g	当归 15g	川芎 10g	瓜蒌 15g
王不留行 15g	穿山甲粉^冲5g	刘寄奴 15g	通草 10g
路路通 10g	木贼草 10g	龙胆草 10g	炒莱菔子 20g
夜交藤 30g	合欢皮 20g		

7剂,水煎服,每日1剂,早晚分服。

【按】

栗德林教授指出:妇科痛经临床非常多见,不论妇科医师还是普通内科中医师,均应熟悉此症。往往青春期的患者多见,妊娠后有明显改善,甚可痊愈。更年期前,随月经紊乱的出现,同时也有痛经出现,此时痛经主要分两类:一是以肝郁气滞为主;一是以血瘀为主。本例属第一类,并发乳房胀痛(乳腺小叶增生),则以柴胡疏肝散与加味乌药汤加减治疗,以达疏肝解郁、行气活血调经之目的。师云:在院校妇科教材形成之前,中医妇科临床诊疗多以《医宗金鉴·妇科心法要诀》为指导。栗德林教授妇科诸症皆以《医宗金鉴》之法灵活化裁,运用于临床。而且每证都配有歌诀,习诵起来朗朗上口,用之临床挥洒自如,疗效堪称绝佳,值得新学入门之医师借鉴。穿山甲临床已停用,可以王不留行、莪术、土鳖虫代替。

经行乳房胀痛

经行乳房胀痛常在月经前或经期出现,乳痛症(乳腺结构不良症中的常见轻型病变)也可按本病论治,常伴有乳腺增生。乳房属胃,乳头属肝,冲脉所司在肝而又隶于足阳明胃经,故冲脉与乳房、乳头相关。若肝气郁结或痰湿阻滞,遇经前、经期冲脉气血充盛,郁滞更甚,令乳络不畅,可致本病发生。

【辨证论治】

本病以乳房胀痛随月经周期性发作为辨证要点,治疗以行气豁痰、疏通乳络为大法。常见分型有肝郁气滞和胃虚痰滞。肝郁气滞型患者,往往素性抑郁,或多怒伤肝,疏泄失司,经前或经期冲脉气血充盛,肝司冲脉,肝脉气血郁满,肝脉夹乳,乳络不畅,遂致乳房胀痛或乳头痒痛。胃虚痰滞型患者多因饮食不节,劳倦思虑,损伤脾胃,或郁怒伤肝,肝旺乘脾,脾虚运化失职,水湿聚而成痰,故经前或经期冲气偏盛,冲隶阳明,胃脉过乳,冲气夹痰湿阻络,乳络不畅,遂致乳房胀痛或乳头痒痛。

肝郁气滞型:疏肝理气,通络止痛。柴胡疏肝散加王不留行、川楝子。若乳房有结块痛甚者,酌加夏枯草、海藻以软坚散结;肾虚腰痛者,酌加菟丝子、续断、杜仲。肝郁化热夹瘀者,症见经前乳房胀痛,乳中结块,疼痛拒按,月经先期,量多,色红,质稠,有血块,或经行发热,治宜疏肝清热,凉血祛瘀,调经止痛,方用血府逐瘀汤加金银花、连翘,或用丹栀逍遥散加减。

胃虚痰滞型:健胃祛痰,活血止痛。四物汤合二陈汤去甘草。

【临床验案】

王某,女,42岁,2011年2月14日初诊。

主诉:经期提前2个月。

现病史:乳腺增生多年,既往亚急性甲状腺炎病史,肝功有轻度改变。现倦怠乏力,近两个月经期提前,行经期较长,经期两乳胀痛,口渴,口苦。右胁肋部胀痛不适,连及右肩背部酸胀。便溏,排气较多。舌黯尖红,苔薄白,脉沉弦。

西医诊断:乳腺增生,月经不调,亚急性甲状腺炎。

中医诊断:月经先期。

治法:疏肝行气。

处方:小柴胡汤加减。

柴胡12g	法半夏10g	党参15g	甘草10g
黄芩15g	乌药15g	砂仁10g	延胡索15g
木香10g	香附15g	炒白术15g	茵陈15g
茯苓20g	川楝子12g	王不留行15g	薏苡仁20g
生姜10g	大枣15g		

7剂,水煎服,每日1剂,早晚分服。

二诊:症状有所改善,仍有背部畏冷感,经前睡眠仍欠佳。口苦。舌尖红黯,苔薄白,脉沉弦。

处方:小柴胡汤加减。

柴胡15g	法半夏10g	党参20g	甘草10g
黄芩15g	大枣15g	生姜8g	乌药15g
砂仁12g	延胡索15g	木香10g	香附15g
浮小麦50g	葛根15g	合欢皮20g	白芍15g
香附12g	车前子^包15g	益母草15g	炒白术15g

7剂,水煎服,每日1剂,早晚分服。

三诊:经行3天,睡眠尚好,背部畏冷感减轻,经期两乳胀痛,口干多饮。舌黯苔薄,脉弦细。

处方：

柴胡 15g	法半夏 15g	党参 20g	甘草 10g
黄芩 12g	生姜 10g	大枣 15g	益母草 15g
乌药 20g	王不留行 15g	刘寄奴 15g	茯苓 20g
炙黄芪 30g	炒白术 15g	山药 20g	薏苡仁 25g

7 剂，水煎服，每日 1 剂，早晚分服。

四诊：经期刚过，两乳经期仍有胀痛，本次行经期晨起头重，以颠顶痛胀为主，胃脘不适，口臭，善太息。舌淡黯，苔薄白。脉沉弦细。

处方：半夏泻心汤加减。

党参 10g	黄连 3g	黄芩 10g	干姜 6g
法半夏 10g	延胡索 10g	甘草 6g	炒莱菔子 20g
藿香 10g	郁金 10g	白芍 10g	蔓荆子 20g
藁本 20g	薄荷 6g	荷叶 10g	柴胡 6g
射干 10g	浙贝 10g		

7 剂，颗粒剂，水冲服，每日 1 剂，早晚分服。

五诊：大便仍溏，经期基本正常，乳胀有减，睡眠尚可，胁肋略胀。舌黯，脉弦细。

处方：柴胡疏肝散加减。

柴胡 15g	白芍 20g	香附 15g	枳壳 15g
陈皮 15g	当归 15g	川芎 10g	乌药 20g
山药 20g	炒薏苡仁 25g	大腹皮 15g	黄芪 30g
王不留行 15g	郁金 15g	木香 10g	茯苓 20g
制附子^{先煎} 15g	干姜 8g		

7 剂，水煎服，每日 1 剂，早晚分服。

【按】

栗德林教授治经行乳房胀痛、乳腺增生大都从肝入手，兼顾脾胃。治以疏肝调经之剂佐以活血通络、软坚散结之品，往往得获满意疗效。经前以疏肝行气活血通经为主，经期养血柔肝为主，经后适当选用补虚之品。栗德林教授治疗经行乳房胀痛、乳腺增生常以王不留行活血通经，软坚散结常用橘核、荔枝核、牡蛎、浙贝母等。

湿　疮

　　湿疮是一种由多种内外因素引起的过敏性炎症性皮肤病。以多形性皮损,对称分布,易渗出,自觉瘙痒,反复发作和慢性化为临床特征。本病男女老幼皆可罹患,而以先天禀赋不足者为多。一般可分为急性、亚急性、慢性三类。本病相当于西医的湿疹。中医古代文献无湿疮之名,一般依据其发病部位、皮损特点而有不同的名称。浸淫遍体,滋水较多者,称浸淫疮;以丘疹为主者,称血风疮或粟疮;发于耳部者,称旋耳疮;发于乳头者,称乳头风;发于手部者,称瘑疮;发于脐部者,称脐疮;发于阴囊者,称肾囊风或绣球风;发于四肢弯曲部者,称四弯风;发于婴儿者,称奶癣或胎𣎴疮。总因禀赋不足,风、湿、热阻于肌肤所致。或因饮食不节,过食辛辣鱼腥动风之品,或嗜酒,伤及脾胃,脾失健运,致湿热内生,又外感风湿热邪,内外合邪,两相搏结,浸淫肌肤发为本病;或因素体虚弱,脾为湿困,肌肤失养,或因湿热蕴久,耗伤阴血,化燥生风而致血虚风燥,肌肤甲错,发为本病。

【辨证论治】

　　湿热浸淫:清热利湿,龙胆泻肝汤合萆薢渗湿汤加减。
　　脾虚湿蕴:健脾利湿,除湿胃苓汤或参苓白术散加减。
　　血虚风燥:养血润肤,祛风止痒,当归饮子或四物消风饮加减。瘙痒不能入眠者,加珍珠母、夜交藤、酸枣仁,以养心安神。

【临床验案】

案一、赵某,男,45岁,2010年7月1日初诊。

　　主诉:手足及腕臂部起湿疹3天。
　　现病史:近日两手足及腕臂部起湿疹,发痒,遇冷减轻,素有肛裂、痔疮,大便黏腻不爽,有时日行3~4次。舌黯,苔白微黄,脉弦细。
　　西医诊断:湿疹。

中医诊断:湿疮,邪热内蕴。

治法:发表透热。

处方:

荆芥 10g	防风 10g	连翘 10g	牛蒡子 10g
蝉蜕 10g	生石膏 20g	甘草 10g	当归 15g
生地 15g	大枣 10g	黄柏 15g	胡黄连 10g
枳实 15g	大腹皮 15g	地肤子 20g	蛇床子 10g

7剂,水煎服,每日1剂,早晚分服。

后电话告知服药后湿疹消退未再发。

案二、胡某,女,43岁,2010年8月26日初诊。

主诉:夏季常发湿疹。

现病史:夏季常皮肤湿疹发痒,以手足、腹部明显,近日又犯,与饮食有一定联系,食辛辣易发。舌黯红,苔薄白,脉细滑。

西医诊断:湿疹。

中医诊断:湿疮,湿热内蕴。

治法:清利湿热。

处方:

苍术 15g	黄柏 15g	茯苓 20g	泽泻 10g
蛇床子 15g	白鲜皮 15g	荆芥 15g	防风 10g
蝉蜕 10g	当归 15g	生地 15g	苦参 10g

7剂,水煎服,每日1剂,早晚分服。

药后疹退未再发。

案三、刘某,男,71岁,2010年9月20日初诊。

主诉:两臂手背湿疹10年。

现病史:心脏搭桥术后10年,现时有前胸闷痛,少寐多梦,两臂、手背湿疹10年,久治不愈,皮损色黯黑,增厚,瘙痒,脱屑,时有渗出。舌黯红,苔薄微黄,脉弦涩。BP:120/70mmHg。

西医诊断:湿疹。

中医诊断：湿疮，瘀血湿热。

治法：活血化瘀，清利湿热。

处方：

当归 15g	生地 15g	桃仁 15g	红花 10g
甘草 10g	枳壳 15g	赤芍 15g	柴胡 12g
川芎 10g	桔梗 20g	牛膝 15g	夜交藤 30g
合欢花 20g	知母 12g	草果 5g	天花粉 12g
法半夏 15g	黄芩 12g	薏苡仁 25g	蝉蜕 12g
黄柏 12g	牛蒡子 15g	蛇床子 15g	白鲜皮 15g

7剂，水煎服，每日1剂，早晚分服。

二诊（2010年9月27日）：湿疹减轻，已无渗出，瘙痒减轻，手背散见丘疹样皮损，上有水泡，胸闷减轻。舌尖红，舌体黯红，苔薄白，脉弦细。

处方：

当归 15g	生地 15g	桃仁 15g	红花 10g
枳壳 20g	赤芍 15g	柴胡 15g	牛膝 20g
桔梗 20g	瓜蒌 15g	法半夏 15g	龙齿 15g
合欢花 20g	远志 15g	桂圆肉 15g	知母 15g
草果 6g	黄连 15g	黄柏 15g	蝉蜕 12g
牛蒡子 15g	蛇床子 15g	白鲜皮 15g	苍术 15g

14剂，水煎服，每日1剂，早晚分服。

三诊（2010年10月11日）：湿疹继续好转，皮损部位皮肤颜色变浅，皮损面积缩小，左肘下外侧仍有湿疹，手背丘疹样皮损已愈，偶有胸闷，睡眠改善。舌淡紫，苔薄，脉沉弦。

处方：

当归 15g	生地 15g	桃仁 15g	红花 10g
枳壳 15g	赤芍 15g	柴胡 15g	川芎 10g
桔梗 20g	牛膝 15g	决明子 10g	蝉蜕 12g
荆芥 15g	防风 10g	牛蒡子 15g	大枣 15g
黄柏 15g	苍术 15g	白鲜皮 15g	地肤子 15g

14剂，水煎服，每日1剂，早晚分服。

四诊(2010 年 10 月 25 日):诸症好转,湿疹仅余左肘下外侧部位,其余原皮损部位仅余色素沉着,胸闷有几日未出现。舌淡黯,苔薄白,脉弦。

处方:

当归 15g	生地 15g	桃仁 15g	红花 10g
枳壳 20g	赤芍 15g	柴胡 15g	当归 15g
川芎 10g	牛膝 20g	决明子 15g	蝉蜕 10g
荆芥 15g	防风 10g	连翘 15g	牛蒡子 15g
大枣 15g	地肤子 15g	白鲜皮 15g	蛇床子 15g
黄柏 12g	苍术 15g	蛇蜕 12g	

30 剂,水煎服,每日 1 剂,早晚分服善后。

案四、苏某,男,45 岁,2010 年 7 月 12 日初诊。

主诉:肤痒起疹 5 年。

现病史:素患慢性湿疹 5 年余,两手皮疹起皮,遇热则发痒,两足也有少量丘疹样皮损,肛周发痒,挠后起疹,大便不爽。舌黯,苔微黄,脉弦细。

西医诊断:湿疹。

中医诊断:湿疮,邪热内蕴。

治法:解表清热。

处方:

荆芥 10g	防风 10g	连翘 20g	牛蒡子 15g
蝉蜕 10g	生石膏 30g	甘草 10g	当归 15g
川芎 15g	生地 20g	赤芍 15g	大枣 10g
黄柏 15g	苦参 15g	苍术 15g	地肤子 15g

7 剂,水煎服,每日 1 剂,早晚分服。

另:苍术 15g　黄柏 15g　胡黄连 15g

4 剂,水煎外洗,每日 1 剂。

二诊(2010 年 8 月 9 日):在广东按上方坚持服药,症状有所改善,两手侧上臂及肘下仍有丘疹样皮损,瘙痒,夜间较重。舌黯,苔薄微黄,脉濡。

处方:

苍术 15g	黄柏 15g	荆芥 12g	防风 10g

蝉蜕 10g	牛蒡子 15g	生石膏 20g	甘草 10g
羌活 15g	当归 15g	生地 15g	大枣 15g
苦参 15g	乌梢蛇 15g	地肤子 15g	蛇床子 10g
车前子^包15g	川木通 15g	桑枝 20g	牡丹皮 15g

14 剂,水煎服,每日 1 剂,早晚分服。

三诊(2010 年 8 月 23 日):皮疹基本消失,但局部仍有瘙痒,便溏。舌黯,苔白稍厚,脉弦濡。

处方:

荆芥 12g	防风 10g	连翘 15g	牛蒡子 15g
蝉蜕 10g	甘草 10g	当归 15g	川芎 10g
赤芍 12g	生地 15g	大枣 15g	白鲜皮 15g
地肤子 15g	黄柏 12g	苦参 12g	蛇床子 15g
苍术 15g	山药 20g	白术 15g	生薏苡仁 25g

21 剂,水煎服,每日 1 剂,早晚分服。

四诊(2011 年 3 月 14 日):服完上方后皮疹未再发作。近 10 天来因食用海鲜、饮酒后出现全身丘疹样皮损,色红充血,瘙痒,午后、夜间热时加重,口干饮水较多,大便时溏。舌偏红,苔薄黄,脉沉弦细。

处方:

荆芥 12g	防风 10g	连翘 15g	牛蒡子 15g
蝉蜕 10g	车前子^包15g	滑石粉^包15g	甘草 10g
当归 15g	生地 15g	乌梢蛇 15g	白鲜皮 15g
蛇床子 10g	苦参 15g	黄柏 15g	大枣 15g
泽泻 15g	大血藤 20g		

30 剂,水煎服,每日 1 剂,早晚分服。

【按】

　　上文所选四个病案具有代表性,有新发的,有慢性湿疹急性加重的,有迁延日久顽固难愈的,栗德林教授按风、热、血、瘀、湿、毒几方面综合考虑治疗,均获良效。栗德林教授指出,治疗慢性湿疹或荨麻疹急性发作时,可加紫草、浮萍、桑叶、刺蒺藜;风寒者加麻黄、干姜皮、陈皮;风热者加桑白皮、牡丹皮、地骨皮;湿重者加冬瓜皮、茯苓皮等;风邪重者加五加皮、防风。

天 疱 疮

天疱疮是一种慢性、大疱性皮肤病。中医文献中又称火赤疮、天疱等。本病以皮肤或黏膜上出现大疱、自觉瘙痒为临床特征。相当于西医的天疱疮和类天疱疮。心火旺盛,脾湿内蕴,复感风湿热毒之邪,以致火毒夹湿,内不得泄,外不能出,流溢肌肤之间而成。久病湿热毒邪化燥,耗气伤阴,则致气阴两伤,发为本病。

【辨证论治】

热毒炽盛:清热凉血解毒,解毒泻心汤加减。若发热高,烦躁甚,加水牛角以解热清心;大便秘结,加生大黄通腑泄热。

心火脾湿:泻心凉血,理脾利湿,清脾除湿汤加减。高热者,加生石膏、知母以清泻热邪;口腔糜烂甚者,加藏青果、金果榄以解毒利咽;水疱、糜烂严重者,加茵陈以清热利湿。

气阴两伤:益气养阴,清热解毒,生脉饮合益胃汤加减。

【临床验案】

余某,女,54岁,2011年4月25日初诊。

主诉:胸前背后起疱疮3个月。

现病史:类风湿关节炎,瘢痕性类天疱疮3个月,糖尿病。现咳嗽吐白黏痰,双眼视物不清,有昏蒙感。鼻齆黯红,口干舌如刺状。饮水不多,易困倦。前胸后背皆有创面,色红。舌中光剥干红,脉沉细。

西医诊断:类风湿关节炎,瘢痕性类天疱疮,糖尿病。

中医诊断:天疱疮,热毒壅滞。

治法:清热解毒消痈。

处方:

牛蒡子 15g	玄参 15g	甘草 12g	桔梗 20g

板蓝根 15g	火麻仁 10g	柴胡 12g	马勃 6g
陈皮 15g	连翘 15g	薄荷 10g	僵蚕 12g
金银花 20g	野菊花 15g	紫花地丁 20g	天葵子 15g
土茯苓 15g	生地 15g	苦参 10g	车前子^包20g
鸡血藤 15g	雷公藤^{先煎}15g	玉米须 20g	无柄灵芝粉^冲15g

15 剂,水煎服,每日 1 剂,早晚分服。

二诊(2011 年 8 月 25 日):部分症状有改善,鼻衄未行,眼未改善,口干。血糖偏高,四肢脱皮色红。舌红中无苔,脉细。

处方:

牛蒡子 15g	玄参 15g	甘草 10g	桔梗 20g
板蓝根 15g	升麻 10g	柴胡 12g	马勃 6g
陈皮 15g	连翘 15g	薄荷 10g	僵蚕 12g
金银花 20g	野菊花 12g	紫花地丁 20g	天葵子 15g
蒲公英 20g	土茯苓 20g	雷公藤^{先煎}12g	玉米须 20g
无柄灵芝粉^冲15g	蜂房 12g	白茅根 15g	苦参 12g
黄柏 12g	白鲜皮 15g	黄连 15g	车前子^包20g

30 剂,水煎服,每日 1 剂,早晚分服。

龙血竭片 10 盒,每次 4 片,日 3 次。

三诊(2011 年 12 月 24 日):瘢痕类天疱疮,服药后症状减轻,停药后大便干。现时有鼻衄,口干,饮食不多。胸闷气短,血糖偏高。胁肋部疼痛,视物模糊。舌略红光剥苔,脉弦细。

处方:

蒲公英 20g	紫花地丁 15g	金银花 15g	土茯苓 20g
知母 15g	苍术 12g	黄柏 12g	当归 15g
川芎 10g	生地 20g	白芍 15g	辛夷 10g
玉米须 20g	黄连 15g	牛蒡子 15g	白鲜皮 15g
麦冬 20g	天花粉 10g	分心木 15g	平盖灵芝 10g
白及粉^冲5g	三七粉^冲5g	桔梗 20g	炒枣仁 20g

30 剂,水煎服,每日 1 剂,早晚分服。

【按】

　　该患者栗德林教授以普济消毒饮加五味消毒饮化裁治疗获效。栗德林教授指出，治疗天疱疮，脾虚湿热的可选用补中益气汤、清脾除湿饮、五苓散等加减；热毒炽盛的可用黄连解毒汤、甘露消毒丹、清瘟败毒饮、玉女煎等加减。

诊余漫话

无 证 可 辨

随着现代医疗技术及保健意识的提高,治未病受到重视,很多单位会组织员工体检,在体检过程中会发现一些指标的异常,有的已经达到诊断的标准,但这些人都没有任何症状,这就形成了常在门诊见到的无证可辨病例。如2型糖尿病患者,四诊无明显异常,只是检查空腹或餐后血糖已达诊断标准。再如肺癌早期,只在影像检查中被发现,还如慢性隐匿性肾炎、慢性肝炎、肺结核、代谢综合征等只在做相应的检查时被诊断。此时我们会对"有诸内,必形诸外""有是证,用是药"的辨证论治理论产生难以实现的困惑。本人认为要解决这个问题,应从两方面去考虑:一是传统的证和客观化的证是不同的,后者既有客观方面证的内容,又有微观方面证的内容,如理化检查、生物技术检查等变化;二是诊断要辨证与辨病相结合,深入探讨有病无证(传统证)的疾病新特征,并立法处方施治。

案例:

肖某,男,29岁,2013年9月16日来诊。

主诉:发现血糖升高1周。

现病史:患者1周前体检发现血糖升高,空腹血糖6.9mmol/L,餐后2小时血糖11.8mmol/L,无明显"三多一少"症状,无明显自觉不适症状,查OGTT确诊为糖尿病;查胰岛素抗体无异常,胰岛素和血清C肽释放试验见轻度胰岛素抵抗,舌黯红少津,苔薄白,脉沉细略数。

西医诊断:2型糖尿病。

中医诊断:消渴,阴虚燥热。

治法:滋阴清热。

处方:大补阴丸。注意饮食运动控制。2个月后复查,血糖均控制在正常范围,嘱继续饮食运动控制,口服知柏地黄丸善后。

按:患者无临床症状,无明显不适,仅体检化验发现血糖异常,但患者舌脉均符合中医阴虚燥热证,故仍以滋阴清热法治疗取效。

异病同治，同病异治

异病同治每天皆可见，而同病异治每病皆可现；不同的病可有相同的主证，相同的病可有不同的主证；异中求同，同中存异是辨证论治的重要内涵。

内科疾病从病因学来看，主要分为外感性疾病与内伤性疾病两大类。外感性疾病主要采用六经辨证、卫气营血辨证与三焦辨证治疗；内伤性疾病主要采用脏腑辨证与气血津液辨证治疗。但二者均需辨识阴阳、表里、寒热、虚实，因此八纲辨证是内科辨证治疗的总纲，同病异病论治都离不开它。

外感性疾病的感冒，分为普通感冒和时行感冒。普通感冒因感邪性质不同和自身正气所虚各异，初始主证就有不同，因此虽谓感冒立法用药亦有差别，风寒感冒自当辛温解表，用荆防败毒散；风热感冒则当辛凉解表，用银翘散；暑湿感冒需清暑祛湿解表，择新加香薷饮；气虚感冒宜益气解表，取参苏饮加减；阴虚感冒用滋阴解表的加减葳蕤汤。时行感冒也如此，初起邪在肺卫型（单纯性流感）以辛凉解表、清热解毒之法，拟清翘汤方（大青叶 20g，板蓝根 20g，连翘 20g，贯众 20g，牛蒡子 15g，薄荷 5g，桔梗 15g，重楼 20g）；肺热壅盛型（肺炎型流感）以清热解毒、宣肺止咳之法，拟麻鱼汤方（麻黄 10g，鱼腥草 50g，杏仁 10g，生石膏 40g，板蓝根 25g，大青叶 15g，冬瓜仁 20g）；胃肠失调型（胃肠型流感）以疏表清热、化湿止泻之法，拟双香汤方（香薷 15g，藿香 15g，金银花 30g，连翘 25g，厚朴 10g，佩兰 20g，豆卷 15g，六一散 10g 冲服）；邪在营卫型（中毒性流感）以清营泻热、清心开窍息风之法，拟清营止痉汤（生地 25g，玄参 15g，麦冬 20g，竹叶 5g，丹参 25g，金银花 30g，连翘 25g，黄连 10g，羚羊角 15g，大青叶 20g，钩藤 25g，全蝎 5g，蜈蚣 2 条）治疗。可见统称为感冒，因病因性质的差异，机体正气强弱不同，所表现主证迥别，治疗则当异治。

而异病同治，在中医内科中比比皆是，如心悸、怔忡、不寐、盗汗、出血证、痴呆、眩晕、健忘、郁证、痉病、震颤、阳痿、虚劳、内伤发热等病症中属心脾两虚、气血亏虚、气虚、血虚，呈现出归脾汤方证者，皆可用归脾汤加减治疗。

顺向治疗与反向治疗

所谓顺向治疗,即是因势利导的治法,如在上则宣之,在下则利之,在外则发之,在内则攻之等,选择驱逐邪气的最近路径。而反向治疗,则是逆势而行,如在上治下的补肾纳气,在下治上的提壶揭盖,在外治内的坚阴固阳,在内治外的扬汤止沸等,选择病机所在而调治之。

两种治疗方法在疾病的初期,或疾病发展过程中都可能应用,有时可交叉使用,有时兼有他法同时使用,如在上的宣肺散寒止咳,宣肺清热止咳,宣肺疏风止咳,宣肺润燥止咳,宣肺化痰止咳,宣肺化痰平喘,宣肺清热定喘,宣肺降气平喘,宣肺疏风平喘,宣肺泻热止哮,宣肺开郁止哮,宣肺温阳止喘,宣肺祛痰排脓等,形成了麻黄汤,麻杏石甘汤,射干麻黄汤,华盖散,定喘汤,三拗汤,桑菊饮,桑杏汤,银翘散等方剂。如在下的通阳利水,温阳利水,助阳行水,通淋清热利水,通淋排石利水,利气通淋利水,补气通淋利水,清热凉血通淋,滋阴清热通淋,清热利湿分清泄浊,补虚固涩通淋,健脾益肾通淋,行瘀散结利水,升清降浊化气利尿,温补肾阳化气利尿,健脾益气利湿,健脾化浊解毒利湿,振奋心阳化气利水等,形成了五苓散,实脾饮,真武汤,八正散,石韦散,沉香散,补中益气汤,小蓟饮子,知柏地黄丸,程氏萆薢分清饮,膏淋汤,无比山药丸,代抵当汤,春泽汤,济生肾气丸,三仁汤,参苓白术散,茵陈五苓散,苓桂术甘汤等方剂。在外的辛温发汗解表,调和营卫解肌发表,清热除烦发汗解肌,温肺化痰散寒解表,发汗解肌,解表透疹,清热祛痛发汗除湿,发散风寒祛湿,助阳发汗解表,发散风寒祛湿益气解表,助阳益气发汗,益气散寒解表,通阳发汗解表,理气和中解肌发汗,辛凉解表,滋阴解表,清暑祛湿解表,疏风润燥解表,养血解表等,形成了麻黄汤,桂枝汤,荆防败毒散,大青龙汤,小青龙汤,葛根汤,升麻葛根汤,神术散,麻黄附子细辛汤,人参败毒散,再造散,麻黄人参芍药汤,神术散,十神汤,银翘散,加减葳蕤汤,新加香薷饮,桑杏汤,葱白七味饮等方剂。在内的泻热攻结,通便去积,调胃泻热通便,行气破积通便,消食导滞,攻逐冷积,润肠通下,调气清热解毒通痢,降逆导滞通下,补气润肠通便,养血滋阴通便,温阳通便,滋阴补肾润肠通便等,形成了大承气汤,小承气汤,调胃承气汤,木香槟榔丸,枳实导滞丸,温脾汤,大黄附子汤,蜜煎导法,芍药汤,六磨汤,黄芪汤,润肠丸,济川煎,六味地黄丸等方剂。

顺向与反向治疗,和正治与反治是有区别的,正治是指针对证候性质的逆治,如"寒者热之,热者寒之,虚则补之,实则泻之",反治是指顺从疾病假象而治之的从治,如"热因热用,寒因寒用,塞因塞用,通因通用"。

对中药"十八反"的一点认识

在中药七情中,有关"相反"的内容在历代本草中并非一致,但后世公认的是"十八反",并编成歌诀背诵:"本草明言十八反,半蒌贝蔹及攻乌,藻戟遂芫俱战草,诸参辛芍叛藜芦。"反药不宜同用,如配合使用,可能会使原有毒性作用增大,或产生新的毒性。这都是在中医药实践中总结出来的,但单纯两味反药放在一起究竟能产生什么样的毒副作用,在煎煮过程中会有怎样的变化,受历史研究条件的限制,即使是当今的科学研究水平也还很难说清楚。所以医者宁愿信其有,尽量不使反药出现在同一张处方中。但历代医家也不乏反药同时应用治疗疾病的案例。在经典著作《金匮要略》中就有半夏与附子同用、甘遂与甘草同用的例子,如:附子粳米汤、甘遂半夏汤。《太平圣惠方》中白蔹散,用白蔹三两、天雄(乌头)三两(炮制去皮脐)、商陆一两、黄芩二两、干姜二两、羊踯躅一两为面,每食前温酒调下二钱,治疗白癜风、遍身斑点瘙痒。其中白蔹与乌头为反药同用。现代医家也有用反药治疗疑难病症的案例,如用半夏泻心汤加减治疗慢性萎缩性胃炎寒热错杂型时,若上热下寒,下寒更重,兼见肾阳不足,则常加附子,助干姜温中散寒,驱下焦阴寒,疗效更佳。再如在治疗代谢综合征时,若见肾阳不足,则在调节代谢方中加黑附片,这样白蔹和附子二味,反药同用。还如在治疗瘰疬瘿瘤类疾病时,常把海藻、甘草同用,这正如李时珍在《本草纲目》中所曰:"按东垣李氏,治瘰疬马刀散肿溃坚汤,海藻、甘草两用之。盖以坚积之病,非平和之药所能取捷,必令反夺,以成其功也。"海藻味咸、苦、性寒,现代研究表明,海藻含碘,对地方性甲状腺肿有治疗作用;甘草味甘、性平,现代研究本品有类肾上腺皮质激素作用,有盐皮质类甾醇样作用及糖皮质甾醇样作用,甘草次酸有抗炎及抗变态反应的作用,甘草甜素有解毒作用。甘草素有"国老"之称,从二者的主要成分看,一起应用,没有增加或产生新毒副作用的可能性。

以上无论含反药或不含反药,方中有附子时,均需单煎 1 小时,目的是减弱附子的毒性,然后再与其他药物同煎。现代药理研究表明,附子含有多种生物碱及其他化学成分。生物碱又有乌头总碱、乌头次碱、乌头新碱等。在充分煎煮过程中,总碱可大部分水解成乌头次碱。而总碱的毒性是次碱的 100 倍,但次碱的生物效应又是原碱的 100 倍。正因如此,有的医者应用大剂量的附子时,甚至要煎煮 2~3 小时。治疗急危重症,附子补火助阳,散寒止痛,回阳救逆。20 世纪 70 年代,黑龙江中医药大学附属医院曾以院内制剂,通过制备工艺提取乌头总碱,制成安全剂量的针剂应用于寒湿痛痹及骨伤科的一些疾病的治疗中。其止痛效果可与普鲁卡因相媲美。而且止痛持续时间长,并已起到疾病临床治愈的最终目的。本人曾以痹证注射液的新药开发研究立题,将乌头总碱水解后的乌头次碱分离纯化出来,用于痹证疼痛患者。

溯本求源补先天,后天得助病可安

患者李某,经胃镜检查诊断为萎缩性胃炎,几年来经过中西药物治疗,临床症状和胃镜下黏膜表现复查始终未见改善。来诊时纳少乏味,日食约 200g(三四两),食后胃胀不适,并有尿不禁伴余沥、少寐畏冷之证,苔灰白而滑,脉沉细而无力。余认为此证乃由肾阳虚失温煦脾阳之功,脾阳虚而致水谷难化,健运失职。因其病在中下二焦,病程较长,故治疗亦当缓图之。用熟地 150g,牡丹皮 75g,山茱萸 100g,茯苓 75g,山药 100g,泽泻 75g,肉桂 30g,五味子 75g,人参 75g,生白术 60g,砂仁 50g,生麦芽 100g,共为细末,炼蜜为丸 15g 重,每次服 1 丸,日 3 次。服用 3 个月时,患者症状有明显改善;服用六个月时,饮食已增至约 300g(六七两),胃脘部胀感消失,灰苔已去;服用九个月后临床治愈,嘱其复查胃镜,结果显示胃黏膜已恢复正常。栗德林教授对凡有肾阳不足的萎缩性胃炎,皆用此方,均取得治愈效果。

肾为先天之本,脾为后天之本,二者息息相关,往往肾阳虚与脾阳虚并见,故治后天不忘先天,治先天可以说是治愈萎缩性胃炎的关键。即使没有明显的肾阳虚的典型临床症状,在治疗本病时用釜底加薪之法,用补肾阳的药物也有助于本病的早日康复。

八正散治石淋功效可嘉

石淋乃五淋之一,临床较为常见,以尿频涩而痛、淋沥不畅为主症,时兼尿中有砂石物,或尿癃闭不通,或尿中带血,小腹绞痛。中医以药逐石、化石,其效甚佳,无需开刀取石伤人之正气。素有开刀取石后病因未尽,湿热犹存复发者,屡屡求之有所难,因此以药攻之,就显出中医的特色。况患者皆称之"刀口药再好不如不割口",故往往患石淋多求于中医诊治。余曾治经理化检查为膀胱结石、尿路结石、肾结石者,以八正散一方加减即获佳效。

如男性患者周某,来诊时自述半年腰酸胀时痛,小便频数,右下腹痛时连及阴部。自疑为肾炎,因此去医院检查尿常规,结果是镜下白细胞30~50个/高倍视野、红细胞15~20个/高倍视野。腹部超声示:右肾盂有一直径约1.0cm的不光滑的结石影像。问诊患者诉口干饮水不多,大便日1次。望舌质偏红,苔黄白稍腻,切脉弦而数。诊为石淋,立清热利湿通淋之法,方以八正散加味。用川木通15g,车前子15g(包煎),萹蓄15g,大黄15g,滑石粉20g(包煎),甘草10g,瞿麦15g,栀子15g,海金沙25g(包煎),金钱草50g,丹参20g,灯心草5g,煎汁600ml,分三次服。服时多饮水,服后适当活动,嘱其慢跑。服用两剂后,患者腰部及右腹疼痛加剧。加延胡索20g,再服两剂疼痛消失,第六剂后,患者跑步回来小便,尿道涩痛,既而有一多棱角的棕褐色大小为0.8cm×1.0cm的石块排出。其后自觉身倦头晕,则辨证施药以善其后,并防再发。

栗德林教授在治疗中体会到,治疗石淋,用药配伍应体现攻、化、活、滑四个字。所谓攻,即是采取清热利湿、荡涤走下的药物以逐石由尿道而出;所谓化,是使结石趋于变软变小,去其棱角;所谓活,即是活血化瘀、开凿通道以利结石外出;所谓滑,是使其通道滑利。四类药物协同,则结石才易排出。在药物服法上,应取"助水行舟"之义,勤服多饮,尽力而为。这样,尿一多,结石就易被冲出来。服药后宜动不宜静,年轻人可以蹦蹦跳跳,年龄大的可以慢慢小跑,因势利导,助石走下。

气分证在温热病辨证治疗中的地位

继脏腑辨证、六经辨证之后,针对外感热病的病因学特点,病理变化的不同程度,清代著名医家叶天士创立了卫气营血辨证理论,辨证温热性疾病,提出了"卫之后,方言气;营之后,方言血",客观地将温热病的病变过程划分成四个浅深不同的阶段,堪称温热病治疗之指南。

四个不同阶段各有其特点,在疾病辨证中都有着重要的地位和作用,但栗德林教授在临床实践中感到更为重要的应是气分阶段,对应的即为气分证。本文仅就气分证在温热病辨证治疗中的地位加以探讨。

一、气分证的病理基础

谈气分证,首先需要对其理论基础作正确回答,也可以说要把气分证中气之所指及其实质加以肯定。中医所指的气有广义与狭义之分,广义的气是泛指的,其含义即是说气是不断运动着的具有很强活力的精微物质,是构成人体和维持人体生命活动的最基本物质。对人体的生命活动有推动、温煦、防御和固摄作用,又分为元气、宗气、营气和卫气。狭义的气单指宗气,其生成及作用正如《灵枢·决气》篇所云:"上焦开发,宣五谷味,熏肤,充身,泽毛,若雾露之溉,是谓气。"而温热病卫气营血辨证的气分证则是建立在狭义的气,即宗气的生理基础上的,这就决定了气分证包括范围广泛,涉及内容繁多。

二、气分证形成的主要机制

气分证为温热病发展的第二阶段,是由于温热或湿热病邪在卫分未治或失治,或病邪过于猖獗,而传入或直入气分,出现正邪剧争,在临床上见到气分症状。因气的功能"若雾露之溉",可谓自上而下,由表及里,无所不到,因此症状繁多:在头部可因邪毒攻窜头面而见头面红肿;在咽部可因热毒传结咽喉而致咽部溃烂;在胸部可因热邪入肺而身热咳喘;在膈部可因热扰胸膈而心烦懊侬;在胁部可因热郁于胆而胁痛口苦,也可因湿热蕴脾而见脘痞呕恶,身热不扬;在上腹可因热炽阳明而壮热口渴大汗出;在中腹可因热结肠道而潮热便秘,腹满硬痛。然而不论在哪个部位都体现一个机制,即正盛邪实。因里热蒸迫而都有发热,不恶寒反恶热,因热灼津液都有口干烦渴,这两点表现是气分证的特点。气分证在整个病程中临床症状明显,因此也称为症状明显期,此时人体对致病因素呈亢进性的反应,机体的代偿适应反应旺盛,其脏器病变是以充血、水肿、变性为主,其中也可能是某一组织或脏器的某部分病变突出,如烂喉痧是以咽喉溃疡症状明显,属风温范围的大叶性肺炎则以肺的突出变化为主。病在气分阶段,人体的抗病能力还没遭到严重破坏,正气充实,与温邪势均力敌。只要能用药物削弱病邪的鸱张之势,就能有力地起到助人身正气而达祛邪之目的。气分证的变化往往是可逆的,将病因消除后即可使机体恢复正常。

三、防止气分证转化为营分证

气分证能否进而传到营分而成营分证,往往受到多种原因的影响。但主要受两方面因素的影响,即内因和外因。内因方面,首先是机体正气的盛衰可决定热邪被阻还是内传,正气盛则邪被阻在气分,则可"清气"而解不内传;若正气衰,营阴不足则邪自然内传,病情加重。其次与热邪侵犯的部位及脏腑的特性有关,有的是关键要害之处,有的是相对宽松之地。入咽喉是人体的要塞,邪结于喉,喉闭则命休矣!故有走马看咽喉之说。外因方面,首先决定热邪之强弱,邪毒强盛则可长驱直入,难以阻挡;邪毒较弱则可控制在气分而解不深入。其次治疗是否及时得当,这也是疾病是否内传的重要外在因素。如能及时地采取恰当正确的治疗,则病邪可一举被撵出,病可速愈;如失治或误治,则不但邪不减,反而可因火上浇油,加速病情进展。因此在温热病发展到气分时要把握时机,权衡内外因素的影响,决定治疗的措施。如果气分证控制不住,使疾病发展到营分,那疾病就会进入更重的极盛时期,在临床可见到身热夜甚,夜不能寐,神昏谵语,舌质红绛等症状。此时机体部分脏器或组织坏死改变比较突出,已从量的变化到质的变化,因累及人体藏神之心及心所主之血,为治疗带来很大困难。为此,在治疗热性病时,要想方设法使之控制在营分证之前。目前对各种热性病都着重在气分证治疗上。如在治疗流行性乙型脑炎(暑温)时,重视暑热病邪中人迅速这一特点,在证型上则出现个性的进展。其初期可见卫气同病,病进则即见气营两燔。因此,往往就形成了以气分为中心的病理特点,治疗以白虎汤为主,卫气同病时是立足药先于病,气营两燔时是药重于病,有卫加银翘,见营加清营。曾治一位乙脑患者,身热 39.8℃,头痛呕吐,口渴饮冷,烦躁,颈项强硬,时抽搐,舌红苔稍黄腻,脉洪滑。则用白虎汤加味,药物有生石膏 50g,知母 20g,粳米 15g,生甘草 10g,犀角 10g(现已禁用,可以水牛角 30g 代),黄连 10g,生地 25g,板蓝根 15g,大青叶 20g,银花 25g,竹叶 10g,连服用四天,体温降至 37.2℃,控制了疾病的进展。经 1 个月的调治而告痊愈。再如治疗大叶性肺炎(风温),栗德林教授认为能见到的大部分为三个证候类型,即风热客卫型(肺炎初期)、热痰壅肺型(肺炎极期)和阴阳欲脱型(休克型肺炎)。而临床住院治疗最常见的多为痰热蕴肺,在此时主要可见到壮热(39~40℃)、胸痛、咳吐黄黏痰或铁锈色痰、或痰中带血丝、汗出口渴、舌红、苔黄或白腻、脉滑数。治疗主要采取清热化痰止咳法。多选用麻杏石甘汤与千金苇茎汤化裁,主要用药有蜜麻黄 15g,杏仁 15g,生石膏 50g,甘草 10g,黄芩 15g,冬瓜仁 25g,苇茎 50g,紫菀 15g。临床随兼证不同加减变化,口渴加天花粉 30g,痰不易出加桑白皮 50g,蛤粉 20g,便秘加生大黄 15g(后下),生地 15g。另外,值得注意的是对大叶性肺炎服药不能像治疗慢性病那样,应采取突击的方法,即一天服用两剂,每六小时服用一次,这样将有利于病情的控制。曾观察了一组病例,在用药后有 13 例在 12~24 小时内体温降至正常,胸痛咳嗽等症状消失得也快。从 X 线片表现也说明中药能明显地加快炎症的吸收而缩短疗程。还如对流行性腮腺炎(痄腮)的诊治,在《疡科心得集》对本病做了细致的说明,云:"因一时风温侵袭……生于耳下,或发于左,或发于右,或左右齐发,初起形如鸡卵,色如濡肿,状若有脓,按不引指,但酸不痛,微寒发热,重者憎寒壮热,口干舌腻,此病永不成脓,过一日自行消退。"但临床上不可能等自行消退,一是本病有时临床表现是很严重的,可见肿痛拒按,吞咽咀嚼不便,高热,口渴烦躁等气分证,同时本病不及时治疗也会出现很多并发症。常以普济消毒饮加以治疗,疗效十分显著。总之,抓紧气分证这一中心环节,不失时机地治疗对于温热病的转归是十分重要的,可以说是治愈温热病的良好时期,要防止气分证转为营分证。

四、气分证在温热病辨治中的未来想法

随着社会的进步,科学的发展,保健水平的进一步提高,人们对疾病的认识和对自身保健的重视将使某些传染性的热性病逐渐减少,对发生了的疾病也将迅速得到诊治,因此必将导致病程缩短,阶段前移,使疾病解决在

萌芽或非器质性变化之中,因此进一步研究气分证,抓住气分证的主要矛盾所在,调整机体的平衡将成为温病研究重要课题之一,无论从基础理论上,还是从临床实践上都会提出新的见解,以促进温病学的发展。

治疗气分证为治疗温病主要环节的思想,不仅涉及温病学的本身,而且也将扩大到其他类疾病的研究治疗过程中,因为任何疾病都有一个发展过程,都有一个量变到质变的飞跃,只不过是有的明显,有的比较隐蔽,不易被发现,特别是那种隐蔽不易被发现的,更应引起高度的重视,能在未然之中找答案,能在量变之中得到阻断。

随着医疗水平的提高,各种药物的应用,现在和今后气分证很难以典型的症状出现,需要我们不断地观察总结,随症变而变,遵古而不泥古,为热性病的治疗提供新的基础诊断条件。

运用升脾降胃法治疗杂病的经验介绍

栗德林教授对李东垣、叶天士的学术思想深有研究,尤擅长治疗脾胃疾病,运用脾胃升降理论得心应手。今介绍栗德林教授运用升脾降胃的理论指导临床之验案五则。

1. 健脾升清治久泻　《脾胃论》云:"脾病则怠惰嗜卧,四肢不收,大便泄泻。"证见大便时溏时泻,迁延反复,遇劳更甚,饮食减少,神疲乏力,舌淡苔白,脉细弱。治法补中益气,健脾升阳,方如补中益气汤,升阳益胃汤。

例一:何某,男,39 岁,患慢性泄泻 3 年,症状时轻时重,曾在某医院乙状结肠镜检查,诊断为溃疡性结肠炎,多次大便常规检查有黏液及红、白细胞,近因饮食不慎致腹泻加重,日行 5~6 次,夹有黏液及不消化物,有里急后重感,腹隐痛,脘腹胀满,自觉微热,口干苦,食少神疲,面白形瘦,舌淡,苔薄根腻微黄,脉细濡。证属脾虚气陷,湿热蕴于肠中。治宜健脾升阳,佐以清化湿热,方选升阳益胃汤加减:黄芪 20g,党参、白术、茯苓、白芍、山药各 15g,泽泻、槟榔、甘草各 10g,柴胡、防风、羌活各 5g,黄连、熟大黄各 3g。服上方 6 剂,泄泻减至每日 2~3 次,守上方继服 1 个月,大便成形,胃纳增加,精神改善,调治 3 个月而愈。

按:《素问》曰:"清气在下,则生飧泄。"本例为脾气虚衰,清气在下,而久泻不止。证属本虚标实。治宜益气升阳，清热化湿，方选升阳益胃汤，取六君健运脾胃，补益中气；合芪甘温而升，善养脾气；伍以柴、防、羌升散之品，升举清阳，祛风除湿；配黄连、泽泻清肠利湿以达邪；佐白芍、甘草酸甘化阴，缓急止痛；加大黄、槟榔清热导滞，共奏扶正祛邪，标本兼治之功。

2. **升清降浊治癃闭**　《灵枢·口问》云："中气不足，溲便为之变。"《素问·玉机真脏论》亦云："脾为孤脏……其不及，则令人九窍不通。"证见：小腹坠胀，时欲小便不得出，或量少而不畅，精神疲乏，气短声低，食欲不振，舌淡苔薄，脉细弱。治用补中益气，升清降浊，方如补中益气汤。

例二：李某，男，67岁，小便淋沥不尽数年，近2日突然不能排尿而急入某院。经检查诊断为前列腺肥大，导尿处理后复发，因年高不愿手术治疗，故求治中医。现小便欲解不出，小腹坠胀，神疲乏力，食少纳呆，声低气怯，舌淡苔薄，脉弦细。此乃中气不足，气化不利。治宜补中益气，升清降浊。党参、黄芪、白术、牛膝、木通、冬葵子、夏枯草、海藻、昆布各15g，柴胡、升麻各10g。服药3剂后，自觉诸症减轻，并有排尿感，5剂服毕，尿道通畅无阻，患者自知有效，又照原方进服15剂，共服药20剂，多年之苦告愈。多次随访，未见复发。

按：本例为脾胃气虚，不能升清降浊所致，治宜调其枢机，益脾扶阳，复其升降之职，清升浊降，小便自通。故用补中益气汤升清气以治其本，加木通、冬葵子利水通淋，海藻、昆布、夏枯草软坚消积以治其标；牛膝引药下行，使之直达病所，发挥药力。栗德林教授治疗本病，善用升麻与牛膝相伍，一为升清举陷，一为引药下行，一升一降，相辅相成，效果较佳。

3. **益气升阳治眩晕**　《灵枢·口问》所言："上气不足，脑为之不满，耳为之苦鸣，头为之苦倾，目为之眩。"证见：眩晕，动则加剧，劳累即发，神疲懒言，气短声低，纳差，便溏，舌淡苔薄，脉细。治用益气健脾，升发阳气。方如补中益气汤、益气聪明汤。

例三：白某，男，56岁，头晕目眩年余，甚则昏厥，曾经某医院检查：血压、心电图均正常，X线片提示第5颈椎肥大性改变，诊断颈性眩晕，服诸药乏效。现眩晕，劳累即发，时头痛，伴神疲乏力，多梦，纳呆，便溏，舌淡苔薄，脉细。此乃中气不足，清阳不升，脑窍气机闭塞，治宜益气健脾，升阳通窍。方选益气聪明汤加减：黄芪25g，党参、葛根、白芍、红花、莪术各15g，丹参

20g，升麻、柴胡、蔓荆子、甘草各10g。服5剂后，眩晕减轻。

按：《素问·玉机真脏论》云："其(脾病)不及，则令人九窍不通。"清阳不升，脑窍闭阻，则精微不能上承，脑失所养则眩晕，故以党参、黄芪、甘草益气健脾；升麻、柴胡、蔓荆子升阳通窍；葛根生津，配升麻、柴胡升补清阳而润宗筋；白芍养血柔肝；黄芪合红花、莪术、丹参益气活血，祛瘀通窍。合用使脑脉复得充养，眩晕诸症乃愈。

4. 升阳开闭治便秘　气虚便秘系由病后、产后及老年体弱之人，脾胃受损，元气耗伤，气虚下陷所致。证见腹部肛门坠迫，虽有便意，临厕努挣乏力，难以排出，挣则汗出，短气，面白神疲，肢倦懒言，脉弱。治用益气健脾，升阳开闭，方如补中益气汤。

例四：陈某，女，36岁，患便秘多年，需服泻药大便方通。但不能根治，自觉肛门下坠，有时需坐1小时许不能得便，面色㿠白，神疲乏力，纳谷痞胀，舌苔薄白，脉细弱。此乃元气耗伤，气虚下陷所致，治宜补中益气，升清降浊。予党参、黄芪、当归、陈皮、白术、枳壳、全瓜蒌各15g，柴胡、升麻各5g，麻仁、甘草各10g。服药3剂后，肛门下坠感渐减，继服5剂，病得痊愈。

按：此便秘属虚秘，审证求因，中气虚弱，清阳下陷，大肠传导失司则浊阴自结，栗德林教授认为浊阴不降乃清阳不升之故，欲降浊必升清，故以补中益气汤鼓舞中气，脾清阳上升则浊阴自降，加麻仁、全瓜蒌润肠通便，枳壳与升麻相伍，且有欲降先升之妙，便多年宿恙得愈。

5. 降逆和胃治呕吐　呕吐，为胃失和降，气逆于上所致，其因有虚实之别。胃阴不足之呕吐多见于热病后期，余热未清，消炼胃津，或久病耗阴，或素体阴亏，使胃失润降，气机上逆而成。其证为呕吐反复发作，时作干呕，口燥咽干，似饥而不欲食，舌红津少。脉细数。治宜养胃生津，和胃降逆，方用益胃汤合小半夏汤。

例五：谷某，女，29岁，胃脘不适，不思饮食、便干3年，胃镜检查表示：慢性胃炎。曾服中西药物，症状时有好转。近日因情志不畅，饮食不节，胃脘不适加重，出现嗳气频作，恶心呕吐，不能进食，脘痞腹胀，大便3日未行。舌黯红、脉弦弱。此乃阴亏肝旺，胃失和降，治宜养阴和胃，平肝降逆，予太子参、玉竹、石斛各20g，生地、生姜、竹茹各15g，麦冬、代赭石各25g，半夏、白芍、甘草各10g。服药5剂，呕吐停止，继服10剂，精神好转，大便转润，胃纳增加,嗣后从养阴和胃调治而愈。

　　按:本例为素体阴亏,肝阳偏亢,肝气横逆,引动胃气上逆所致。栗德林教授以益胃汤合小半夏汤加减治疗。方中麦冬、生姜、石斛、玉竹养胃生津,太子参益气补中,半夏、生姜、竹茹和胃降逆止呕,代赭石平肝降逆,白芍、甘草酸甘化阴,柔肝止痛。药后大便通畅,呕吐、嗳气、腹胀亦止,升降复常而愈。

从肝论治胃病六法

　　栗德林教授治疗胃病,辨证细腻,贴切,遣药精当,疗效尚好。其从肝论治者居多,现总结为六法。

一、疏肝理气法

　　肝主疏泄而喜条达,若情志不舒,肝气郁结不得疏泄,横逆犯胃,出现胃脘胀闷疼痛,攻撑为甚,连及两胁,嗳气频作,善太息,大便不畅,每因情志因素而痛作,苔多薄白,脉沉弦。以胁痛,胃脘胀痛,善太息,脉弦为特点。予柴胡疏肝散加减。

　　例一:刘某,女,38岁。1991年11月20日就诊。患者平时性格内向,近日因精神抑郁而胃脘痞满胀痛20天。饭后胀闷更甚,嗳气,胁痛,大便不调,舌质黯红苔薄腻,脉沉弦稍滑。胃镜及病理诊断为:慢性浅表性胃炎。治以疏肝理气止痛。处方:柴胡15g,白芍20g,香附15g,枳壳20g,陈皮15g,莱菔子30g,木香10g,延胡索15g,炒麦芽25g,郁金15g,川楝子15g,甘草10g。患者服药7剂,胃脘胀闷疼痛明显减轻,再守上方7剂,诸证悉除。

二、疏肝泄热法

　　肝气郁结,日久郁而化热,热邪灼胃,胃失和降,夹胆火上乘。症见胃脘灼痛、痛势急迫,口苦,烦躁易怒,反酸嘈杂,舌苔黄,脉弦或数。而以胃脘灼痛,烦怒,口干苦为特点。治以化肝煎、左金丸加减。

　　例二:张某,女,34岁,工人,1991年10月20日就诊。胃脘胀闷痛病2年,近日发作并加重10天。胃脘呈灼痛,嗳气吞酸,食后痛剧,口干口苦,矢气多,大便不爽,肛门有灼热感,胸闷、烦躁,剑突下压痛,舌质黯红,苔黄稍腻,脉沉弦数。胃镜及病理诊断为:浅表萎缩性胃炎伴胃黏膜脱垂。治以疏肝泄热和胃。处方:青陈皮各 15g,香附 15g,川楝子 15g,牡丹皮 15g,栀子 10g,吴茱萸 15g,黄连 15g,柴胡 15g,白芍 20g,炒麦芽 30g,蛤壳粉 15g。守上方加减服药月余,复查胃镜,胃黏膜脱垂消失。后又予逍遥散加减善后 2 月余,临床症状完全缓解。

三、疏肝化痰法

情志不畅,肝气郁结,脾失健运,水湿内停,聚湿为痰,痰气交阻,黏着于咽喉,痞阻于胃脘。见胃脘痞闷,胸胁胀痛,呕吐吞酸,嗳气频繁或咽中如有炙脔,咯之不出,吞之不下。苔薄腻,脉弦滑。以咽中如有炙脔,胃脘痞闷,脉弦滑为特点。治以半夏厚朴汤,温胆汤,左金丸加减。

例三:刘某,男,27 岁。1991 年 11 月 6 日就诊。胸闷灼热、脘痞月余,嗳气善太息,易怒,咽部有异物感,恶心欲吐,晨起口苦,大便溏泄,舌边红,苔腻黄白相兼,脉弦滑。胃镜及病理诊断为:①浅表性胃炎;②食管炎。治以疏肝降逆化痰。处方:柴胡 15g,郁金 10g,香附 15g,枳实 20g,陈皮 15g,法半夏 15g,厚朴 15g,茯苓 15g,苏叶 15g,黄连 15g,吴茱萸 15g,焦三仙各 15g。守上方加减,服 24 剂症状基本缓解,后予香砂六君丸善后。

四、疏肝活血法

肝气郁结,气机阻滞,失于推动血脉运行,或胃病缠绵难愈,久病致瘀,瘀血阻滞,影响肝气的疏泄,致气滞血瘀,见胸胁闷痛,善太息,胃脘刺痛,痛有定处而拒按,食后痛甚,或见吐血便黑,舌质紫黯,脉涩为特点。方以血府逐瘀汤、膈下逐瘀汤、失笑散、丹参饮加减。

例四:于某,女,50 岁。1991 年 9 月 15 日就诊。胃脘胀闷,绵绵作痛 12 年。1981 年胃镜及病理诊断为萎缩性胃炎。现觉咽中有异物感,胸闷,长叹息,胃脘呈刺痛,固定不移,拒按,头顶刺痛,舌质紫黯、脉细涩。近日胃镜及病理检查为:萎缩性胃炎伴肠上皮化生及不典型增生。治以疏肝活血化瘀止痛。处方:当归 15g,生地 20g,桃仁 20g,红花 10g,赤芍 20g,枳壳 10g,柴胡 15g,川芎 10g,牛膝 20g,藁本 15g,五灵脂 15g,九香虫 15g。患者服药半月余,头痛消失,胃脘痛明显减轻,继服 2 月余,胃痛消失,诸症缓解。再服药 4 个月后复查胃镜及病理,报告为:浅表萎缩性胃炎,肠上皮化生及不典型增生消失。

五、疏肝健脾法

肝木太过,乘克脾土,致肝郁脾虚。证见胁痛,易怒,脸色萎黄欠泽,精神不振,胃脘隐痛、纳差,肢体萎弱,疲乏无力,大便先干后稀或溏泄,舌质淡胖有齿痕为特点。治拟逍遥散、升阳益胃汤加减。

例五:冯某,女,55岁。1991年9月13日就诊。上腹部胀闷8年,生气加重,近日因生气再次发作7天,面色黄而欠泽,胁痛,泛吐酸水,头晕,肢体酸软无力,纳差、肠鸣、大便溏薄不成形,舌质淡胖大有齿痕,苔薄腻,脉弦缓。拟疏肝健脾益气佐以利湿。处方:柴胡15g,白芍15g,香附15g,枳壳20g,黄芪20g,党参20g,白术20g,陈皮15g,法半夏15g,吴茱萸10g,焦三仙各15g,薏苡仁20g。服药月余,诸症缓解,后用逍遥丸和六君子丸善后。

六、养肝缓急法

肝为刚脏,体阴而用阳,若肝郁化火,久则可灼伤阴液,致肝胃阴虚。症见胃痛隐隐,嘈杂不适,胃纳欠佳,口燥咽干,胁痛口苦,大便干结,舌红少津,脉弦细数。而以胃中嘈杂,舌红少津,脉细数为特点。方用一贯煎、芍药甘草汤、沙参麦冬汤加减。

例六:吴某,女,32岁。1991年10月7日就诊。患者胃痛9年。消瘦,纳差,口苦咽干,口干而不欲饮,胁痛,时齿衄,大便干结,手脚心扪之炽热,舌质红少津,舌体瘦,脉细数。胃镜检查病理报告为浅表萎缩性胃炎,胃B超示胃位于膈肌下8cm,治拟养肝胃之阴,缓急止痛。处方:川楝子15g,沙参20g,枸杞子20g,麦冬20g,当归15g,白芍20g,甘草10g,佛手30g,香橼皮20g,乌梅20g,山楂30g。守上方加减治疗2月余,诸症消失,复查胃B超,胃下垂已恢复。

按:胃病之因,诚属多端,然临证揣测,因肝病而致者居多,盖肝为将军之官,喜条达,恶抑郁,肝气郁结,则横逆犯胃。肝郁久之则化热(火),形成肝胃郁热,火热之邪可灼阴,致肝胃阴虚。肝气郁结,影响脾胃运化,水湿内停,聚湿为痰,痰气交阻于中州。若肝木太过,乘克脾土,致肝郁脾虚。若肝气郁滞,失于推动血脉运行之功,致气滞血瘀。肝气郁滞,是六法中最初期、最主要、又最关键的病理变化。故《素问·六元正纪大论》篇有"木郁之发……民病胃脘当心而痛"。然临证时,要审其虚实,辨其兼夹,恰证用药。

肝气郁结在除疏肝理气之外,还加和胃之品,炒麦芽除消食和胃之功还有疏肝之效,故重用之;理气药久服伤阴,故应中病即止。肝胃郁热,在疏肝理气药中,免于辛温之品;清热药,免于苦寒之味,以防辛温助热伤阴,苦寒败胃。若阴虚兼有气滞时,理气药最好选性味平和之品如佛手、香橼皮等。证型与胃镜及病理的关系,若肝气郁滞多为浅表性胃炎;肝胃郁热,多为浅表或萎缩性胃炎的急性期,胃镜下见黏膜充血、糜烂、或黏膜脱落;若血瘀症状明显者,多伴有肠上皮化生及不典型增生。

中医药治疗类风湿关节炎临床研究

类风湿关节炎是一种常见病、多发病,属中医内科"痹证"范围,其病势缠绵难愈,严重者可致残,故引起医者的广泛关注。栗德林教授在临床实践中对本病进行观察治疗,获得较好疗效,现仅就本病的有关方面问题谈一下体会。

一、病因病机

本病的病因,目前国内外学者尚未一致,有的认为是自身免疫引起,有的认为是感染引起。栗德林教授参照古代文献记载的临床表现与治疗原则进行辨证施治。《素问·痹论》:"风寒湿三气杂至,合而为痹。"痹证的发生与气候、生活环境、个人抗病能力等因素有关。因气血亏损,阳气不振,腠理空虚,邪气壅滞致疼痛、酸麻、屈伸不利等。

二、病例选择标准

凡下列 10 项症状和检查中有 7 项者为典型病例,有 5 项者为确诊病例。

10 项症状和检查:①晨僵;②1 年内活动疼痛,压痛;③一个关节肿胀 >6 周;④一个以上关节肿胀;⑤对称性关节肿胀;⑥皮下结节;⑦典型类风湿 X 线变化;⑧乳胶凝集试验(+);⑨黏蛋白固定不良;⑩红细胞沉降率增快。

三、临床观察指标

是否有晨僵病史;关节活动情况和活动丧失时间;休息时是否痛;曾否用过激素;关节肿胀部位、程度、活动幅度;肌肉萎缩或运动障碍程度;有否结节,出现或消失时间;功能测定三级:Ⅰ级有关节功能障碍(早期)。Ⅱ级关节功能障碍有轻度变形(中期)。Ⅲ级关节畸形,功能丧失(晚期)。化验检查：红细胞沉降率、乳胶凝集试验、血尿常规、抗链球菌溶血素 O、黏蛋白，免疫功能测定。

四、疗效标准

显效：自觉症状与功能明显改善，晨僵消失，疼痛及肿胀消失，化验检查正常，X 线无变化。

好转：自觉症状好转，偶有疼痛，肿胀消失，化验检查基本正常（偶有一个指标偏高，但乳胶凝集试验必须阴性）。

无效：自觉症状无改善，功能丧失，发展成畸形，化验检查指标均无变化或更增高。

五、分型及辨证施治

1. **寒型**　症状：形寒恶冷，面色㿠白，怕风自汗，肢体关节拘急肿痛，脉弦紧、苔薄白。

治则：祛风散寒，扶正固表。

方药：乌头汤合八珍汤加减。

2. **热型**　症状：潮热，自汗盗汗，肌肉萎缩，口渴，脉细数，舌质红少苔。

治则：滋阴清热、通络化湿。

方药：增液汤合蠲痹汤加减。

3. **中间型**　症状：关节掣痛，日轻夜重，寒热之征象不显，脉弦，舌苔薄白。

治则：舒筋活血，理气止痛。

方药：当归拈痛汤加减。

六、疗效分析

40 例疗效观察，发病时间 1~12 年，以 2 年为最多。发病年龄与性别：女 26 例，男 14 例；年龄 30~50 岁为大多数，占 60%。3 个月内近期控制疗效：显效 35 人，占 87.5%；好转 12%。X 线检查均无变化。

七、典型病例

患者，女，47 岁，退休工人。1989 年 1 月左踝关节肿痛，逐渐两手指及腕关节肿胀，晨僵明显，手指屈伸受限、压痛，肤温不高，面色无华，消瘦，乏力，气促，自汗怕冷，不能行走，苔薄质淡，脉细弦。X 线片示双手腕骨质疏松。红细胞沉降率 53mm/h，抗链球菌溶血素 O 625U，黏蛋白 100mg，乳胶凝集试验（+），诊为类风湿关节炎。中医辨证为寒型，用乌头汤合八珍汤加减。治疗 1

个月后诸证减轻,关节肿退,行走自便,面色转华,舌质红,苔薄,脉细数。寒邪经湿化转热,治疗改六味地黄汤合八珍汤加减。至 2 个月后乳胶凝集试验(−),红细胞沉降率 22mm/h,抗链球菌溶血素 O 500U,黏蛋白 60mg。

八、讨论

本病往往采用激素药物,但长期服用副作用很大,而中药可以长期服用,无明显副作用,使用激素的患者不应该立刻停药,应在服用中药以后遵医嘱逐渐减量至停服,否则易加重症状。本病的观察除检查血液外,晨僵是中药靶标,晨僵的改善或消失,表明病的好转与稳定,否则病情仍未得到控制。

活血化瘀法在糖尿病治疗中的应用

2 型糖尿病患者占糖尿病患者总数的 95%,其中 90% 的 2 型糖尿病患者肥胖并伴有胰岛素抵抗,代谢综合征患者是 2 型糖尿病的预备军,因此 2 型糖尿病之初往往就伴有不同程度的血脂、血尿酸、血液黏稠度、血液流变等方面的异常。在 2 型糖尿病临床初期便可见到血瘀之症,与气虚、阴虚、气阴两虚、痰浊、燥热之症同时存在。在四诊可以采集到的血瘀征象可以称为"显性血瘀症",只能在检验过程中才能发现的血瘀征象可以称为"隐性血瘀症"。正因为 2 型糖尿病初期就存在血瘀,所以辨证治疗早期便可应用活血化瘀的药物,如丹参、赤芍、葛根、鸡血藤、益母草等。这能提高治疗2 型糖尿病早期未出现并发症的患者的临床疗效。

在糖尿病并发症出现后,血瘀征象就广泛存在,有的与气阴两虚、阴阳两虚、痰浊郁滞等同时存在,有的则扮演主要角色,因其瘀阻的部位不同,呈现不同的临床病症。瘀在颈脑部位可见眩晕、中风、痴呆。包括脑缺血、脑梗死、脑出血、脑血管性痴呆、颈动脉斑块形成等。瘀在眼部可见消渴目病,包括视网膜病变、眼球神经麻痹、青光眼等。其中视网膜病变是糖尿病致盲的主要原因。瘀在心脏可见消渴心病,包括中医的胸痹心痛、心悸、怔忡、支饮、水肿等,相当于西医的糖尿病心脏微血管病变,大血管病变、心肌病变、心脏自主神经功能紊乱所致的心律失常、心功能不全等。瘀在胃肠可见消渴兼胃缓、呕吐、痞满、便秘、泄泻,包括糖尿病胃功能紊乱、糖尿病肠病两部分。在各病症、各类型中常使用延胡索、丹参、鸡血藤等活血化瘀之品,以提高疗效。瘀在肾脏可见"水肿""胀满""关格"等,包括糖尿病肾病,如糖尿病肾小球硬化症,其严重者可发展为肾衰竭尿毒症,是糖尿病重要的致死原因之一。在辨证治疗中广泛使用的活血化瘀药物既有当归、川芎、丹参、赤芍、益母草、鸡血藤、大血藤、鬼箭羽、大黄、山楂、三七、葛根、桃仁、红花、血竭、乳香、没药、姜黄、生蒲黄、牡丹皮、延胡索、楮实子、苏木、泽兰、莪术等植物药,又有地龙、水蛭、僵蚕、土鳖虫等动物药。瘀在四肢可见五体痹、坏疽等,包括糖尿病周围神经病变、糖尿病周围血管病变、糖尿病足、坏疽等。无论内治与外治都离不开活血逐瘀之品。在糖尿病骨关节病及糖尿病合并皮肤瘙痒症的治疗中活血化瘀药物更是屡见不鲜。

栗德林教授在治疗糖尿病及其并发症处方用药时,对活血化瘀药物十分青睐,或作君臣,或为佐使,或兼而有之,提高了临床疗效。

谈糖尿病阴伤的证治

栗德林教授在其多年的临床实践中积累了治疗糖尿病的丰富经验。特别是对糖尿病阴伤的证治独树一帜,自成一体,屡获奇效。今择其要旨简述如下:

1. 阴津耗伤的临床表现 众所周知,糖尿病以阴虚燥热为病理特点,但是由于患者体质不同,燥热程度有别,因而临床表现也不一致。

(1)一般临床表现:糖尿病阴伤的临床表现主要是由于机体阴液不足,欲增加水液摄入量出现的渴感及机体缺乏阴液充润的相关表现。前者以症状为主,如口渴、喜饮、咽干等,后者以皮肤及可视黏膜的体征为主要表现,如皮肤不润,口唇干燥,身体消瘦,甚者形体枯槁。

(2)舌脉的表现:当燥热偏盛,阴液受损时以舌苔的变化为主。舌苔薄白而干为燥热伤肺;舌苔黄燥甚则起芒刺为胃腑热甚伤津;舌苔黑干而有芒刺是热扰下焦,耗伤肾精之重证。燥热不盛,津液耗伤时以舌质变化为主。舌红少苔有裂纹为肺胃阴伤;舌面光洁如镜无苔是胃津已竭;舌绛不鲜,干枯而萎为肾阴枯涸之征。糖尿病阴津耗伤在脉象的变化也较明显,细数之脉主肺胃阴伤;虚细之脉主肾精亏损;散大之脉为津气两伤;细促之脉为肝肾阴亏。

上述症状和体征并非所有糖尿病伤阴患者同时并见,随伤阴程度和受损脏腑不同而异。其中口渴症状在糖尿病未伤阴时亦常见到,因此栗德林教授认为在伤阴诸临床表现中以舌象的变化最为敏感重要,在通常情况下,察舌苔之有无,辨舌之润燥、荣枯,多可知阴津之盈亏,据此判定伤阴的程度及病位。

2. 养阴保津法则的具体运用

(1)权衡邪正盛衰,斟酌清养主次:伤阴多发生在糖尿病的中后期,若素体阴虚在疾病的早期阶段也可以出现。就是说除糖尿病后期,伤阴与燥热同时存在外,其他阶段因病程不同,阴液耗伤的快慢和水谷摄入多少以及治疗是否及时、正确等因素的影响,伤阴程度的轻重和邪热盛衰的情况各有不同。对于邪热炽盛伤阴不甚者应以清热为主,佐以养阴,用白虎加地黄汤等;邪热未衰,阴伤较著者,宜清热养阴并重,用益胃汤;阴伤严重或邪热已去阴津未复者,则应以滋阴为主,用左归饮等。邪热的盛衰和伤阴的发生时间及其程度的轻重往往与病程、病位有一定关系,可指导应用清热与养阴先后主次。曾治常某,女,45岁,1989年9月6日初诊。患者2个月前劳动后始觉口干舌燥,烦渴欲冷饮,每日饮凉开水约4 000ml,饮不解渴,食量及尿量如常,周身汗出,动则尤甚,气短乏力,身体逐渐消瘦,舌质红、苔黄燥,脉细数,空腹血糖12.6mmol/L,尿糖(+++),诊断:2型糖尿病。证属燥热伤肺,气阴两伤。治宜清热生津止渴。药用:知母15g,生石膏50g,麦冬、天冬、芦根各30g,黄芩、五味子各10g,西洋参、甘草各6g。服12剂口干舌燥、烦渴汗出症状明显好转,上方去黄芩,改石膏为15g。继服36剂诸症消失,血糖尿糖恢复正常,随访半年未作。栗德林教授治疗糖尿病凡证属燥热伤肺者常用黄芩10g,配石膏30~50g,知母15g;证属胃热炽盛者常用黄连10g,配生地15~30g,沙参30g。若燥热伤肺宜清热为主。热清肺宣津布则烦渴止;胃热炽盛宜清中有养,胃热得清,胃阴得养,则消谷善饥自除。

(2)抓住胃腑、肾脏,主要采用甘寒甘润药:糖尿病阴伤可及五脏和胃腑,然以耗伤胃腑、肾脏为主。从受损阴液的性质和脏腑之间的关系看,伤肺胃者所伤为津液,"故用药无甚大异,不过治肺则引以清轻药,治胃则引以稍重药耳。"伤肝肾者,所伤为精血,"少阴藏精,厥阴必待少阴精足而后能生。"由此可见,抓住胃腑与肾脏就是抓住了糖尿病阴伤的核心和关键。胃阴伤者主要用甘寒充液生津之品,常用药物:生地、麦冬、玄参、沙参、玉竹、石斛、天花粉等,代表方如益胃汤;肾精伤者多用甘润滋阴填精之品,常用药物:熟地、枸杞子、制首乌、山茱萸等,代表方如左归饮。

栗德林教授治疗糖尿病证属胃阴亏虚者多用重剂甘寒多液之品,如石斛、沙参、玉竹等,此为"治胃则引以稍重药耳";治疗证属肾阴不足者常用熟地、枸杞子、山萸肉或血肉有情之品以期同气相求。

(3)重视合并阳伤,养阴不忘补气:临床实践表明,糖尿病不仅表现为阴液亏乏,还可伤阳损气。可以在糖尿病不同阶段分别发生,也可以同时并见,其中既消又渴多为阴津耗伤,治宜甘寒生津,药用生地、天冬、麦冬、石斛、天花粉、沙参、玉竹等;不消不渴多为阴伤气耗且以气虚为主,治宜滋阴的同时健脾益气,药用西洋参、黄芪、白术、茯苓等;渴而不消多为气耗阴伤,气阴两虚,治宜益气养阴,药用黄芪、西洋参、茯苓、山药、天花粉、玉竹、石斛等;消而不渴多为久病及肾,阴损及阳,治宜滋阴补肾,药用肉苁蓉、仙灵脾、枸杞子、山萸肉等。曾治金某,男,65岁。1992年7月6日初诊。1989年查体时发现糖尿病,其后自己控制饮食,"三多一少"症状不明显。近1年自觉形体略显消瘦,精神疲惫,周身乏力,腰膝酸软,小便时有滴沥不尽,舌质淡苔薄白,脉沉细弱。空腹血糖10.3mmol/L,尿糖(++)。证属气阴两虚,肾气不足,治宜益气养阴补肾,药用西洋参6g,生黄芪50g,熟地、枸杞子、山萸肉、仙灵脾各20g。连续服用3月余自觉症状消失,血糖、尿糖恢复正常。栗德林教授治疗糖尿病证见气阴两伤者常用生黄芪50g,配西洋参6~10g,麦冬15g。以补气为主,取气复津还之意;治疗肾阴肾阳两虚者常用肉苁蓉、仙灵脾配枸杞子、山萸肉,以求温而不燥,刚柔相济,动静结合之效果。

3. **结语**　养阴法是治疗糖尿病的基本大法,应用非常广泛,但在运用本法时应注意以下几点:①糖尿病初起,燥热偏盛而阴未伤者不应使用养阴法,以免留邪为患。②运用养阴法必须区分阴损的部位和阴伤的程度,正确区别选用充液生津、滋阴填精之品,不可过补滋腻碍胃。③糖尿病变化多端,病情复杂,病同证异,在临床上必须审慎辨证,灵活变通,不可固执一法一方,更不可机械论治。④补阴法宜动补忌静补,提倡刚柔相济,动静结合。

糖尿病并发冠心病核心病因病机论

栗德林教授在多年医疗实践中,精研方书,勤求古训,博采众长,融汇新知,在糖尿病及其并发症治疗方面积累了丰富的经验,提出糖尿病并发冠心病应辨病论治,其有自身的发病规律,即"核心病因病机"。糖尿病并发冠心病的核心病因病机是"五脏柔弱,内热熏蒸,伤津耗气,血稠液浓,瘀阻痰凝"。治疗上遵循"治病必求其本"的指导思想,以"益气养阴,活血化痰"之法为要,取得了令人满意的疗效。

1. **"病""证"和"证型"** 任何疾病的名称都应该能够反映疾病的发生、发展的规律。由于历史上观念、科技研究手段的局限,中医学中的病名大多以"症状"代替,如眩晕、黄疸等,只有极少数反映疾病的病因病机,如疟疾等。《中医药学名词》认为:证,是对疾病过程中某一阶段的病位、病因、病性、病势及机体抗病能力的强弱等本质的概括。它只能反映疾病某一阶段的病因、病性和邪正关系等,如"管中窥豹",并不能反映疾病全貌。而在宋元之前并无"证型"的称谓,至清末方开始进行系统辨证分型。毋庸置疑,这种人为的分型十分利于初学者掌握,可以简化部分疾病的诊疗,但也造成对疾病的认识过于简单和机械,如临床上许多中医师遇到疾病就套用教科书上的证型,疗效往往不尽如人意,究其原因在于某些证型的四诊证候有明显的人为雕琢成分,并不符合实际。

2. **病因与病机** 病因,指导致人体发生疾病的原因;病因学说,是研究病因的分类及各种病因的性质、致病特点、致病途径的理论。而"病机"一词则最早出现于《素问·至真要大论》:"谨守病机,各司其属,有者求之,无者求之,盛者责之,虚者责之,必先五胜,疏其血气,令其调达,而致和平,此之谓也。"病机,是疾病发生、发展、变化的机制,包括病性、病位、病势、脏腑气血虚实变化及其预后等,病机学说是研究和探究疾病发生发展变化机制的学说。

3. **糖尿病并发冠心病应辨病论治** 辨病论治,是指以中医理论为指导,对症状表现、疾病原因性质、部位、患者的体质,以及各种检查的结果等进行全面的分析与辨别,做出疾病种类的诊断,以此为依据来决定治疗措施。而辨证论治作为中医学的特点，号称中医理论的精髓，地位被抬得很高。其实纵观中医诊断学发展，辨病和辨证两种诊断模式一直是并存的，正所谓"各领风骚"。中医诊疗是始于识病，辨病论治很长时间内占统治地位。如远古时期的甲骨文和《山海经》记载有瘿、瘕、痹等共计38种病名，《五十二病方》则是另一部以辨病论治为基础写成的方剂专著。早在《黄帝内经》时代，先贤就已经提出疾病、证候、症状3种形式，著录病名300余种，是证名的10余倍，说明古代医学对疾病认识不仅早于证候，而且内容十分丰富，其论病能从病因、病机、转归、预后等诸多角度加以剖析论述。对有些常见多发疾病，《黄帝内经》还作了专题论述，如《疟论》《痿论》《痹论》等。仲景医圣的《伤寒杂病论》各篇篇名，均冠以"辨某某病脉证并治"，全书以病为篇名，以病统证，据病施方，初步确立了辨病论治体系。其后历代名著，如《肘后备急方》《诸病源候论》《备急千金要方》《外台秘要》《太平圣惠方》等亦大多以病为纲，按病列方，或在辨病基础上辨证施方。如宋代朱肱在《南阳活人书》云"诊治疾病必须名定而实辨""因名识病，因病识证，如暗得明，胸中晓然，反复疑虑，而处病不差矣"，指出识病是治疗的前提，临证应以病统证。徐灵胎在《兰台轨范·序》亦云："欲治病者，必先识病之名。能识病名，而后求其病之所由生。知其所由生，又当辨其生之因各不同，而病状所由异，然后考其治之之法。"说明每个病由于基本病因不同，必须使用相应的主方主药，才能抓住纲领，有的放矢。这些均说明了中医对辨病的认识是相当深刻的。但限于历史上的观念、科技研究手段等条件局限，中医的病名体系相对于辨证体来说很不成熟，名称混淆，诊断标准不十分清晰，许多病直接取症状为名，难以概括疾病的本质特征，这种状况直至现代中医病名和诊断标准规范化后才得以纠正。

因此，辨病是临床的实际需要，治病是临床医疗工作的主要目的。时下临床辨病主要是指明确诊断西医之病，这的确有助于从病理生理、病理解剖、转归预后等方面把握疾病本质，但并不意味着从中医经典理论角度辨病毫无意义。强调中医辨病，特别是强调从中医经典理论角度认识和把握疾病的核心病因病机，并以此为基础，或辨证施治，或专病专方，或专病专药，对于提高临床疗效，有十分重要的意义。

4. 糖尿病并发冠心病核心病因病机　所谓核心病因病机，就是指疾病的发生、发展、转归有其核心原因，病理基础和演变规律。即便有兼夹症和并发症，都从属于疾病的最基本矛盾。笔者认为，糖尿病并发冠心病为本虚标实之证，五脏柔弱是本病的核心病因，气阴两虚是本病的基本病机，脾虚生痰是本病的主要病机，痰浊血瘀是糖尿病并发冠心病的中心环节。

（1）糖尿病并发冠心病为本虚标实之证：糖尿病冠心病是糖尿病大血管并发症之一，是糖尿病最严重的并发症，据报道，糖尿病患者75%死于心血管疾病，其中2/3死于糖尿病性冠心病。本病的中医病因病机特征主要为本虚标实，虚实夹杂之证，以气阴两虚为本，瘀阻痰凝为标，痰浊血瘀痹阻心脉是导致本病的主要因素。本病的病变部位虽然在心，但与脾、肺、肾关系密切，尤以脾虚最为关键。

（2）五脏柔弱为糖尿病并发冠心病的核心病因，《灵枢·五变》有"五脏皆柔弱者，善病消瘅"的论述，揭示五脏柔弱，脏真不足，易发消渴，消渴日久累及于心，发为本病。兹以五脏细论之，分述如下：

肺主宣发和肃降，有通调水道之功。肺之脏真不足，则会影响"水精四布"，故饮一溲一。筋骨血脉无津液之濡养，则患者出现形体枯槁憔悴，日久心失濡养，发为本病。肾中精气是生命活动的根本和原动力，它的气化功能对机体津液输布和排泄、维持体内津液代谢平衡起重要作用，不仅肾脏自病，与其他脏腑（尤其是心）也关系密切，相互传变。脾为后天之本，运化水谷精微，营养四肢百骸及皮毛筋骨，如《灵枢·本脏》云："脾脆，则善病消瘅。"《慎斋遗书·渴》曰："盖多食不饱，饮多不止渴，脾阴不足也。"日久心君无以濡养，并发心病。肝脏有疏泄和藏血等功能，通过调畅气机不仅可以调节津液的输布和代谢，还可以调整脾胃运化功能。《医理真传》云："消症生于厥阴风木主气，盖厥阴下水而上火，风火相煽，故生消渴诸症。"西医学研究表明肝郁者多有大脑皮质功能失调导致的自主神经功能紊乱，尤其与交感神经兴奋性增高密切相关，交感神经兴奋性高者多表现为急躁易怒，导致内源性儿茶酚胺分泌增高，儿茶酚胺作用于胰腺 β 细胞 α 受体，导致胰岛素分泌减少；儿茶酚胺作用于胰腺 α 细胞使胰高血糖素的分泌增加，促进肠道对糖的吸收，抑制肌肉对糖的摄取，从而易使血糖增高；作用于心血管系统，使心率增快，心肌耗氧量增加，血管收缩，心肌供血减少，心肌缺血，发生本病。心主神明和血脉，《临证指南医案·三消》："心境愁郁，内火自燃，乃消症大病。"揭示了心与消渴发病的内在联系。因此,努力避免和纠正"五脏柔弱"这一核心病因,对本病的预防治疗均具有重要意义。

(3)气阴两虚是糖尿病并发冠心病的基本病机:栗德林教授认为,先天禀赋不足,五脏虚弱是消渴的发病基础,气阴两虚是贯穿消渴全过程的基本病机,也是消渴病理转机的关键。糖尿病冠心病是糖尿病最主要的一个并发症,其发生发展亦脱离不开糖尿病的发病规律,因此气阴两虚与本病的发生有着密切的关系:一方面,由于消渴日久,脾气亏虚,生化不足,气血津液生化无源,津亏液少,气血不足,形成气阴两虚;另一方面,消渴患者素体阴虚,容易在阴虚的基础上形成气阴两虚。精微物质的化生与输布全赖气的推动,气虚则化生无权,阴精更少,反之,阴精少则气更虚。故气阴两虚是消渴病机的重要阶段,并贯穿于疾病的始终,只有当气阴两虚证得到有效控制,转化为气虚或阴虚,疾病才会逐渐痊愈;否则将由气及血致瘀血阻滞,虚火灼津为痰。消渴所形成之瘀血、痰浊交阻心脉而发为胸痹。因此,努力纠正"气阴两虚"这一重要病理环节对治疗并逆转本病具有深远的意义。

(4)脾虚生痰是糖尿病并发冠心病的主要病理变化机制:脾为后天之本,气血生化之源,居于中州,乃气机升降出入之枢,五脏六腑、四肢百骸皆禀气于脾胃,脾主运化水湿,是津液生化输布之枢机。消渴患者由于饮食不节,过食肥甘厚味,损伤脾胃;或忧思、劳倦伤脾;消渴日久脾胃损伤较重均可致脾气虚弱,健运失职,津液输布异常,水湿内停,水聚为饮,饮凝成痰。正如《证治汇补》亦认为"积饮不散亦能变痰";明代李中梓《医宗必读》亦说:"惟脾土虚弱,清者难升,浊者难降,留中滞膈,瘀而成痰。"痰浊一成,随气升降流行,内而脏腑,外至筋骨皮肉,形成多种消渴之变证,正如"百病多由痰作祟"之说。痰浊的形成亦与肺、肾有关。肺为水之上源,主宣发,输布津液,通调水道;脾位中州,主运化水湿,灌溉四旁;肾阳主水液蒸化,通过生成尿量的多少,调节津液代谢的平衡。在肺失治节,脾不健运,肾阳不蒸腾,三焦失于气化的病理状态下,水谷精微不能生化输布而聚集酿痰,同时阴虚燥热灼津为痰,痰浊凝聚,弥散心胸,气机不畅而见胸闷心痛,痰浊痹阻心脉而心胸作痛,发为胸痹。需要强调的是,在水液代谢过程中,心脏具有协调三脏功能,促进津液代谢,保证津液输布正常的作用。其一,心可温肺行水。心主血,肺主气,心脉通畅,肺气宣降,气推血行,血行津布,无津停痰聚之虑;其二,心可温暖中州,脾得心火温煦,则运化不息,津液生成充足,输布四旁;其三,心阳下温肾水,肾司蒸腾气化,输布津液,可化气行水。可见,在心的主持调节下,脏腑功能正常,津液代谢有序。胸痹患者心阳不足,不得温肺、助脾、暖肾,故肺、脾、肾的功能失调更为严重,恶性循环,最终痰浊内阻,痹于心脉,导致胸痹心痛日重。其中尤以脾虚生痰为主要的病理变化机制。

(5)痰浊血瘀是糖尿病并发冠心病的中心环节:痰浊瘀血是消渴最常见的病理产物,也是消渴并发症发生的根源。瘀血形成的原因有以下几点:①津血同源,互相资生。消渴患者阴虚燥热,津亏液少,虚热灼津成痰;痰浊痹阻心脉发为胸痹,则见胸中刺痛,痛有定处,甚则胸痛彻背,背痛彻胸;心阴不足,心失所养而心烦失眠、心悸、怔忡,舌质紫黯有瘀斑,脉涩不利或结代等胸痹之证。②气虚血瘀。消渴日久,阴损耗气而致气阴两虚,气为血帅,气行血行,若气虚则无力推助血行,气不帅血,血行不畅,心脉痹阻而见胸闷气短,心悸怔忡,乏力等胸痹证。③气滞血瘀。神经刺激,情志失调,肝失疏泄,气机阻滞,气行血行,若气虚运血无力,可致气滞血瘀。正如《临证指南医案》云:"初病在经,久病在络""经主气,络主血"。说明气滞血瘀,心脉瘀阻,发为胸痹。④阳虚寒凝血瘀。消渴日久,阴损及阳而致阴阳俱虚,血宜温,温则通,阳虚则寒,由于寒主凝滞,如《灵枢·痈疽》篇曰:"寒邪客于经络之中则血泣,血泣则不通。"或痰湿之邪留滞脉中,或从寒化,或从热化,均阻碍气血运行而成瘀。血脉运行失常,痹阻心脉而见心胸作痛,痛甚彻背,遇寒尤剧;心阳不振而见胸闷憋气;阳虚不能温煦通达四肢,则形寒怕冷;心肾阳虚,开阖失司,不能通调水道,小便不利。面目肢体浮肿。瘀血和痰浊常常相互影响,互相转化。一方面,血瘀气滞,津液运行受阻,聚而成痰,正如清末唐容川《血证论》所言"瘀血既久,亦能化痰水"。另一方面,痰阻则血难行,血瘀则痰难化。血瘀痰凝,阻碍气血津液的运行和输布,痰瘀痹阻心脉则胸痹心痛发生。故瘀阻痰凝是消渴致胸痹的主要因素。

结语:栗德林教授在总结历代治疗本病的基础上,从"辨病"的角度,提出了糖尿病并发冠心病核心病因病机为五脏柔弱,内热熏蒸,伤津耗气,血稠液浓,瘀阻痰凝。所以在治疗上提出益气养阴,活血化痰治法,在此法指导下遣方用药,临床与实验研究中均取得了满意效果。

动静结合治疗腰椎间盘突出

腰椎间盘突出症，是因腰椎间盘退行性改变或外伤导致纤维环破裂，髓核从破裂处脱出，从而压迫腰神经根或马尾神经，出现腰腿放射性疼痛等一系列神经症状的一种多发的骨伤科疾病。在中医内科门诊也经常与其他内科疾病同时求治。

本病中医根据临床症状特点，归于"腰腿痛""痹证"范畴。中医采用辨证分型治疗，有风寒型、寒湿型、湿热型、痰饮型、气滞型、血瘀型、肾虚型等几个基本类型。同时还多以敷法、牵引、针灸、按摩、小针刀、手术等方法，随证选用。西医主要是根据病情采取对症治疗，有手术适应证的患者进行手术治疗。

案例：李某，46岁，早年曾因弯腰端水盆，用力过猛，腰即刻痛如折，不能动弹，马上至中医骨伤科医治，经检查诊断为急性腰椎间盘脱出，经过推拿治疗，效果立竿见影。后又多次因不慎而发，经用民间验方白矾水热敷后，稳定未发。但近来因久坐少动，打喷嚏则易发作，弯腰洗脸或整理书柜一举一推也会发作。右臀部酸胀，右下肢后侧痛麻及足趾，腰酸痛，不能久坐。走路右腿如筋短伸不开状。经CT进一步检查，诊断为腰5骶1椎间盘突出并有钙化，后纵韧带钙化。选择保守治疗，牵引、按摩、针灸、口服药等效果不显著，前来就诊。查阅相关病程及检查资料，查体：右膝腱和跟腱反射减弱，直腿抬高试验阳性，股神经牵拉试验阳性，仰卧挺腹试验阳性，拇背伸试验减弱，压颈试验阳性，屈颈试验阳性。诊断：腰椎间盘突出。治疗仍选择保守治疗。嘱患者去假肢厂，量身定做了一个铝板皮包的硬质非弹性腰围，除睡觉时间外，均要扎紧，固定腰骶部位。即使如厕也只可收腹活动而不放松，这样坚持2周，然后复诊。复诊时诉，腰腿痛已消失。再嘱患者解开腰围，每天晨练做腰部的自我按摩和旋转运动，开始动作适中，然后逐渐加大，坚持不懈。平时注意坐位不超过2小时，搬东西时要先做好准备，避免用力过猛，睡硬床垫。至今已28年，没有再出现腰腿痛症状。持重或遇寒凉，稍有不适，则将腰围扎上几个小时即可缓解。

凡是患有腰椎间盘突出者,皆从此法治之,遵嘱者皆有效。

按:疼痛是腰椎间盘突出的主要症状,形成的原因主要是压迫神经,要解除压迫,腰围束缚是其主要方法之一,它可以最大限度地保持原垂直状态下腰椎的生理位置,减少甚至解除活动引起病变部位对神经反复压迫和刺激所引起的疼痛。再经过一定的疗程,则对局部形成了一定的固定作用。这就达到了临床上病情相对稳定的阶段。在此基础上,再循序渐进地进行功能活动锻炼。既不破坏新建立起来的稳定的局部组织关系,又能恢复常人的活动,这一治疗过程充分体现了中医急则治标,缓则治本,动静结合治疗椎间盘脱出的治疗原则。

颈椎病治疗的体会

颈椎病的发病率很高,壮年与老年人居多,随着现代化办公,电脑操作时间长,伏案工作增加,青年人发病率已有升高的趋势,并影响到健康质量和工作效率。本病是由颈神经根、颈段脊髓、椎动脉、交感神经受压迫或刺激而引起的一组综合征。根据病变部位不同而出现不同的临床表现,分成不同的临床类型,由于影像学的发展为确切诊断各型颈椎病变提供了客观依据,一般将颈椎病分八种类型,即颈型、神经根型、脊髓型、椎动脉型、交感神经型、混合型、食道受压型及后纵韧带型。颈椎病属中医学"痹证""颈肩痛"范畴。其内因是肾元亏虚、肝血不足,所主筋骨不坚,过早退变;外因为风寒湿邪所袭;不内外因是姿势欠佳,久致损伤。西医根据症状和体征采用对症用药治疗和必要手术治疗。中医根据病情采用中药、针灸、推拿按摩、牵引等方法治疗。

例一:吴某,56岁,3年前通过CT检查诊断为颈椎病,颈3、4及颈4、5椎间盘突出,关节炎,关节增生,椎间盘狭窄,神经根受压。经中西医结合治疗,时好时坏。近日加重,枕部疼痛,右肩酸胀不适,右臂外侧连及右手酸痛难忍。活动时颈部"咔咔"作响,右手已不能使用鼠标,勉强坚持3~5分钟即痛而心烦。查体:枕颈部及臂部压痛明显,叩顶试验阳性,臂丛神经牵拉试验阳性,肱二头肌腱反射减弱,舌淡黯,舌下有瘀斑,苔薄白根部稍腻,脉弦细。立活血化瘀、舒筋止痛之法,处方:当归、生地、桃仁、红花、枳壳、白芍、川芎、葛根、桂枝、桑枝、通草、泽泻，治疗期间基本保持正确端坐姿势，挺胸抬头，下颌内收，走路时挺胸含颈，避免头前伸。睡觉时使用枕头，配合牵引治疗，两周后复诊时诸疼痛症状已消失。

嘱配合康复锻炼：每天晨练时注意颈部的活动。预备动作，两腿分开与肩同宽，手叉腰，挺胸抬头。第一节头颈四向运动：身体不动，头以前、后、左、右次序倾斜八遍；第二节左顾右盼运动：头先向左转，然后向右转，八遍；第三节，头颈旋转：由右侧开始八周后，后再向左侧开始八周，如此八遍；第四节，扩胸运动：两臂抬平，先屈肘扩胸后伸直时扩胸八遍；第五节，旋肩运动：屈肘以肩峰为中心，先前部开始旋转一周后，再后部向前旋转八遍；第六节，摆臂运动：由左侧开始单臂交替上摆八遍；第七节，双手抱颈运动：双手指交叉放于后颈部，两手臂向前用力，颈部向后推，做八遍；第八节，推手运动：双手自然下垂，手臂前后推动 80 次。患者现年逾七旬，从未复发。

例二：李某，58 岁，既往有颈椎病，近 2 个月来头晕、耳鸣，后头部胀闷感，时伴有恶心，外院做颈椎 CT 检查示：颈椎关节突、关节退行性改变，骨质增生。考虑系由此引起脑供血不足所致。经对症治疗，静脉滴注改善脑循环等药物，略有减轻，反复发作难以坚持工作来诊。经服中药、颈部推拿按摩牵引半月，临床症状缓解。亦嘱其做颈部康复运动，每次 20 分钟，开始动作舒缓一些，逐渐达到规定要求，持之以恒，已 15 年未再发。

例三：刘某，68 岁，医务工作者，患颈椎病渐重，经颈椎 CT 诊断为颈 7 胸 1 椎间隙狭窄，椎间盘后缘钙化，由此神经根受累，临床表现为右前臂内侧，前臂尺侧疼痛，并放射到无名指和小指，肱三头肌肌力减弱。戴颈托症状缓解，已半月，但不敢去除。急性期症状已消失，嘱其巩固疗效，坚持活动，动静结合，方能临床治愈。同样采用以上颈部康复活动方法，十几年未再发作。

按：生命在于运动，治疗任何疾病，也要动态治疗，动是绝对的，静是相对的。相对寓于绝对之中，形式上的静，实质包含着微观的动，以此达到新的动态下的平衡。致使"阴平阳秘，精神乃治"。正因如此，在治疗颈椎病时充分运用动静结合方法获得满意的临床疗效。每遇此类患者，皆以此方法治疗。

刮法治痛简而易行

疼痛广泛存在于内科疾病中,可表现在脏腑、奇恒之腑,可存在于五体之中,从头到脚,从内到外,凡气血流经的地方均可发生。究其发生的原因,就是气血流通不畅,甚而不通,故中医学理论上用"通则不痛,痛则不通"来加以概括。引起不通的原因,有内因、外因、不内外因,从疼痛的性质来看,主要有虚、实、虚实夹杂三大类。治疗原则自然是虚则当补:补血补气,补津补液,气血双补,津液双补,补阴补阳,阴阳双补等;实则当泻:以汗、下、清、消、理气、理血、祛湿、祛痰为主,或兼而用之;虚实夹杂:无论新病、久病之虚实亦常兼而有之,法当随证而立。所有这一切都需审症求因,以因论治而达到减痛止痛之效。这正是以因为本,以证为标,以通为顺的具体体现。如见风头痛者,川芎茶调散主之;两目赤痛者,龙胆泻肝汤主之;舌尖溃痛者,导赤散主之;两颌肿痛者,普济消毒饮主之;牙龈肿痛便燥者,调胃承气汤主之;胸痹,舌下黯紫者,血府逐瘀汤、失笑散主之;胁痛胀者,柴胡疏肝汤主之;脘腹胀痛,便奇臭者,枳实导滞丸主之;腰中冷痛,甘姜苓术汤主之;肢节冷痛不移者,乌头汤主之等。但通之疗法,不仅在审因论治以药通之,尚有针灸、按摩、敷法、熨法、刮法等。如刮法,应用得十分广泛,有人讲"哪痛刮哪"。栗德林教授认为只要痛处不是红肿热痛均可刮之,可先轻刮,逐渐加大力度。循经脉走行方向进行,如同顺水推舟。

例一:李某,男,62岁,近1周来,左食指麻痛逐渐加重,屈伸受限,无关节肿胀,化验检查未见明显异常改变,服止痛药可减,但仍不能治愈。对此则采取刮法,指背部由上向下刮,指掌部则由下向上刮,每次刮10分钟,每天可两次,1周则指麻痛痊愈,未复发。

例二:孙某,男,58岁。腰酸痛年余,坐位及劳累时加重,腰部检查:诊断为腰肌劳损,腰椎第三、四椎体有轻度增生。症见两腿酸乏力,时有头晕,耳鸣如蝉,按之减,有手心发热,舌稍偏红少苔,脉细数。此属肾虚腰痛,同服六味地黄丸,腰部则外用刮法,以中等强度自上而下,每天1次刮10分钟,半月为一疗程,经治月余,腰痛之十去七八,2个月后腰痛临床治愈。

例三：刘某，男，67岁，既往有冠心病史，经常有心绞痛，后做冠脉造影，诊为左前降支狭窄近90%，安装支架后疼痛临床治愈。但左前胸腔外肋骨部位，时有疼痛若针刺状，夜间偏重，胸闷气短。检查：诊为肋间神经痛，舌淡黯，苔薄白脉弦细。中医诊断为胸痹，内服血府逐瘀汤颗粒剂，每次1袋，日2次。外用刮法，顺肋骨从内向外刮，每天1次，每次10分钟，治疗半月，胸痛治愈。

按：刮法可依据病情的轻重、患者的全身状态，采用单独使用或药物联合应用的方式，使用中可用红花油做接触滑润剂，既可润泽，又能活血化瘀，刮板可选择水牛角或木质刮板，刮板与皮肤成45°~90°角刮拭。刮的过程中用力均匀，防止初重后轻损伤皮肤，刮的范围可稍大一些，可用板的突出部位点压重要的局部穴位。原则上每天刮1次，如病情重，也可早晚各刮1次。

悬饮病例治验

患者：杨某，男，35岁。

主诉：胸胁痛半月余。

现病史：胸胁痛已半月余，现左胁肋痛明显，咳嗽则痛甚，咳嗽痰多。午后发热，食欲不振，口淡无味，小便微黄。面色萎黄，舌苔黄而腻。脉弦滑。

胸部X线诊断：渗出性胸膜炎。

病因病机：初感于寒，由于失治，反伏胁间，故成此疾。

证候分析：

两胁属肝，阴阳气机，升降之道，水流胁间，络道不通，升降失常。故而胁痛，水饮上犯，肺失清肃。则有咳嗽，肺不布津，反化为痰，则咳痰多；作饮伤津，午后发热；金反侮土，故食不振，口淡无味；小便微黄，脉象弦滑，苔黄而腻；皆属痰饮。

诊断：悬饮。

治则：攻逐痰饮之法。

处方:

白芥子 12g	天冬 15g	枳壳 12g	瓜蒌 15g
紫苏子 12g	葶苈子 12g	大枣 10 个	甘草 6g

2 剂,水煎服,1 日 1 剂,早晚分服。

方解:白芥子性温,豁痰利气散结,专祛皮里膜外之痰。天冬养阴清热,合白芥子之温使之不热。枳壳、瓜蒌、苏子化痰导滞、宽中下气,助白芥子之力。葶苈子、大枣使药达胸膈而祛胸胁之水饮,甘草调和诸药,清热润肺。

二诊:发热已退,疼痛减轻,咳嗽好转。

同前方加:

柴胡:使阴阳气机升降和谐。赤苓:分利湿热。冬瓜仁:清热祛痰。陈皮:理气健脾,燥湿化痰。共诊 8 次,服药 16 剂,症状全部消失,经 X 线片复查,已痊愈。

按:悬饮之症,本当以十枣汤或控涎丹之类攻逐其水饮。但其性峻利,往往伤及正气,久病体弱之人,更当斟酌。又甘遂、大戟之药用后需减盐或禁盐 3 月余,给患者带来精神上和生活上的痛苦。为了达到治愈目的,又要照顾患者之体质,解除患者之忧,在"异病同方,同病异方"的思想指导下,结合临床,制定上方。

辨 治 口 疮

"口疮"是咽喉口齿科之病名,系指唇、颊、上腭、舌、龈等处黏膜上的溃疡性病变。包括"口疳""口糜"之症。本病根据起病的速度有急性、慢性之分,同时有单次发作与反复发作之别,尚有依溃疡及周边颜色判断实热、虚热之辨。溃疡面色红,周边红晕,局部有灼热感,影响进食和吞咽,多为实火;溃疡面色淡红,周边发白,局部痛不重,多为虚火。《素问·气交变大论》云:"岁金不及,炎火乃行……民病口疮。"《诸病源候论·唇口病诸候》云:"心气通于舌……脾气通于口,脏腑热盛,热乘心脾,气冲于口与舌,故令口舌生疮也。"《口齿类要·口疮》曰:"口疮上焦实热,中焦虚寒,下焦阴火,各经传变所致。"

口疮在专科中可以独立疾病辨治,在内科往往以伴随症状出现。如临床中口疮多在胃脘痛、痞满、泄泻、痹证、心悸、淋证、眩晕、消渴、水肿、郁证、胁痛、便秘、虚劳、痰饮、感冒等疾病中存在,随证辨治。梳理其在各病中的证候类型共同特性,归纳起来,在上焦:口舌生疮,并有心烦口渴喜冷饮,小便赤涩疼痛者,以导赤散加味,常加车前子、莲子心、重楼;口舌生疮,并有身热口渴,无汗或少汗,咳逆气急者,以麻杏石甘汤加味,常加金银花、蒲公英、土茯苓、牛蒡子、紫花地丁;口舌生疮,并有发热咽喉不利,口渴脉数者,以普济消毒饮加减治疗,常加龙胆草、白花蛇舌草、土茯苓、徐长卿等;口舌生疮,并有口苦咽干,纳呆,时冷热者,以小柴胡汤加味治疗,常加知母、黄柏、当归、川芎、生地、白芍、白鲜皮、龙胆草;口舌生疮,并有身热口渴胸膈烦热,便秘溲赤者,以凉膈散加味,常加生地、黄柏、知母、当归。在中焦:口舌生疮,并有心下痞满,呕恶心烦,肠鸣泻下等寒热错杂症,以甘草泻心汤加味,常加黄柏、苍术、玄参、白花蛇舌草、虎杖、炒莱菔子、延胡索、枳壳、白芍、焦栀子、九香虫、鸡内金、薏苡仁等;口舌生疮,并有头痛面赤,胁痛口苦者,以龙胆泻肝汤加减治疗,常加黄连、滑石、金银花、连翘、夏枯草、大黄、芦荟、黄柏等;口舌生疮,痰多易咯,胸膈痞闷,恶呕虚烦,惊悸者,以温胆汤加味,常加黄连、茵陈、通草、石菖蒲、黄芩、芦根、麦冬、远志、藿香、黄柏、知母、苍术、五倍子等;口舌生疮,并有身倦乏力,心悸气短,虚热盗汗,面色萎黄,脱发者,以归脾汤加味治疗,常加阿胶、鹿角胶、蜂胶、雷公藤、秦艽、地骨皮、鳖甲、青蒿、乌梅、柴胡等。在下焦:口舌生疮,并有骨蒸潮热,虚烦盗汗,腰酸膝软,咽痛口干者,以知柏地黄丸加味,常加肉桂少许引火归元及当归、川芎、白芍、龟板、苍术、玄参、火麻仁等。

案例:

王某,男,28岁,于2010年3月4日就诊。

主诉:近1周来发热、咽颊部溃疡疼痛加重。

现病史:已确诊白塞病十年,经治疗时缓解,时反复。现在正服用泼尼松,每日30mg,仍有低热,午后晚间更重,盗汗出,咽部及颊部溃疡,灼痛,吞咽尤重。口干渴,饮水不多。

舌象:舌偏红,苔白而干。

脉象:细数。

西医诊断:白塞病。

中医诊断:狐惑病。

治法:清热解毒,消疡止痛。

处方:普济消毒饮加减。

玄参 20g	桔梗 20g	甘草 12g	板蓝根 20g
升麻 12g	柴胡 15g	陈皮 15g	连翘 15g
薄荷 10g	僵蚕 15g	射干 15g	麦冬 20g
百合 20g	金荞麦 20g	土茯苓 30g	莲子心 15g
牛蒡子 15g	马勃 10g	青蒿 20g	鳖甲[先煎]20g

14 剂,水煎服,每日 1 剂,早晚分服。

二诊(3 月 21 日):已无低热,盗汗明显减少,咽部颊部溃疡明显缩小,只有轻微疼痛,舌淡红,脉弦细,泼尼松减为 20mg。

上方马勃改为 5g,加徐长卿 20g,石英 15g,龙胆草 10g,蛇莓 15g,白花蛇舌草 20g,7 剂,水煎服,每日 1 剂,早晚分服。

三诊(4 月 1 日):咽颊溃疡全部愈合,已无盗汗。有早泄现象,舌淡红,苔薄白,脉沉弦。

方加减为:

玄参 15g	桔梗 15g	甘草 12g	板蓝根 15g
升麻 6g	柴胡 15g	土茯苓 15g	僵蚕 10g
百合 15g	牛蒡子 15g	山药 15g	芡实 15g
莲须 15g	煅龙牡[各]15g	枸杞 15g	

15 剂,水煎服,每日 1 剂,早晚分服,以巩固疗效。

嘱泼尼松,按常规减至维持量。

下法在中医内科急症治疗中的体会

下法乃"八法"之一,是中医攻邪泄实、速效祛邪的有效手段之一,在内科急症治疗中应用很广泛。历代医家对下法都很重视。古代医家注重因势利导，以病邪归聚之所在，然后用药攻治，而立寒下、温下、润下、攻补兼施等法。其中金元时期，刘河间在下法上打破了先表后里的常规，提出不问风寒暑温、内外诸邪所伤、有汗无汗，只要有下之征，即可用下法的主张。张子和更把下法视为"八法"之要法，主张治病当先祛邪，他说："邪气加诸身，速攻之可也，速去之可也……若先论固其元气，以补剂补之，真气未胜，而邪已交驰，横骛而不可制矣……先论攻其邪，邪去而元气自复也。"他对下法有很大发挥，扩展了下法的范围，故后世称他为"攻下派"的代表。明清成熟的温病学对下法更为重视，并提出了"下不厌早"，吴又可运用下法救治温热急症的经验现在仍具有现实意义。粟德林教授在多年临床的实践中适时使用下法，治疗疾病，但见其证，即用其药，却其急，应其变，无不奏效。

一、用泻法开窍机，上病下治

肺位在上，以降为顺。若证见咳嗽，咯吐黄稠痰、神昏谵语，或昏聩不语，潮热便秘，腹胀按之疼痛，舌苔焦黄或稍腻，脉沉滑有力。是为肺热壅盛，下传大肠，热与肠中积滞相搏结而致阳明腑实，里热熏蒸上迫神明而窍机闭塞。其证本在肺，标在肠，其急在窍闭。故治则当清热泄实。肠热一清，其神自清，肺喘得平。用调胃承气汤加减治之，药用芒硝10g、生大黄10g、生甘草5g、栀子15g、黄芩15g、菖蒲10g、郁金10g。其醒神之速不亚于使用安宫牛黄丸。

二、治痢疾，去菀陈莝，通因通用

肠乃传导之官，实而不满。若症见腹胀痛甚若绞肠，里急后重，便脓血，日数十行，四肢厥冷，身灼热，烦躁，溲短赤，面色苍白，苔黄腻，脉沉数。此乃湿热内结肠道，气血阻滞，毒热内盛，热深厥之征。治当通肠泄热，凉血解毒。以小承气汤合白头翁汤治之。药用大黄15g、枳实15g、厚朴10g、白头翁15g、黄芩15g、黄柏10g、秦皮15g、赤芍20g。煎汁300ml，分三次服，日服三次，确有药到病除之功。

三、泄水毒，除秽浊，重症逆转

在肾系疾病中，如慢性肾小球肾炎，由于肾功能低下，尿素氮增高，二氧化碳结合力降低而出现尿毒症。此属中医内科呕逆、水肿、心悸、昏迷等病范畴，其证见全身水肿如泥，头痛失眠，身痛，皮肤瘙痒，恶心呕吐，厌食，口臭有尿味,大便干燥色黑,鼻衄,牙龈红肿出血,心悸而烦,甚或躁扰不宁,喘促不得平卧,舌苔薄白而润,脉弦硬或细数而弱,此主要是由于水毒潴留,肾脏损伤,肾脏气化失职,失其开阖功能。治当泻浊祛邪,邪去自能扶正。以大黄附子汤治之,药用生大黄15g、附子15g、二丑20g、茯苓20g、泽泻15g、党参20g、黄芪30g、陈皮15g、焦三仙各10g、甘草10g。水煎300ml,分2~3次服。本证较重,好转慢,病势较缠绵,间断使用,可有转变。

四、化蓄血,泻邪热,胞宫得安

少腹蓄血是局部症状和全身症状所构成的一组临床证候群。但进一步研究,它既包括热结膀胱,又包括热结膀胱附近的组织胞宫与冲脉。就其蓄血而言,主要指血热结于胞宫冲脉。其证主要表现为发热恶寒,少腹拘急胀满,疼痛拒按,坐卧不安,烦闷如狂,大便不通,小便自利,血自下,面青,舌黯,脉弦紧。治当清热泻下,活血化瘀。以桃仁承气汤治之,药用生大黄15g、桃仁20g、桂枝10g、芒硝15g(后下)、甘草10g、丹参30g、木香5g。产后感染、宫外孕等病可参治。

五、泄邪热,止出血,釜底抽薪

吐血,衄血多因肺胃盛热,伤及血络,迫血妄行。临床多兼见身热,胸膈灼热如焚。口干渴,唇焦咽燥,便秘,小便短赤,面赤舌红,苔黄,脉滑而数,治用泄热通便,方取凉膈散,药用大黄15g、芒硝15g、甘草10g、山栀子15g、薄荷10g、黄芩20g、连翘25g。薪去沸止血自安。

六、攻腑实,止痉厥,风消热减

痉厥之证是动风所致,动风有虚实之分,其中实风又有肝热动风、胃热动风、营热动风之别。其临床表现为身热,胸满腹胀,大便秘结,颈项强直,甚或角弓反张,手足抽搐,牙关紧闭,两目上视,舌红,苔黄而燥,脉沉实有力,则为胃热动风。治以清热泻下息风之法,用大承气汤加味,药用大黄20g、芒硝15g、枳实15g、厚朴20g、羚羊角10g(先煎)、钩藤25g。用之速效,一剂可减半,二剂则可痊。

七、攻悬饮,重膜间与常迥别

痰饮病中的悬饮系饮停胸胁部位,为膜间之水,非一般泻下之剂所能及,必用专攻膜间之水之峻剂方可奏效。悬饮临床主要可见咳唾引痛,呼吸困难,咳逆喘息不得卧,病侧局部胁胸隆起,苔白腻,脉弦滑。治当逐水祛饮,用十枣汤。取甘遂、大戟、芫花等分,共研细末,大枣十枚煎汤送下,空腹顿服。一般先从小量开始,取散 3~5g,可采用间歇用法,用 3 天休 3 天,疗程一般在 2~3 周。对于呕吐、腹痛重、剧泄者可暂停或减量。此法逐饮特点一是迅速,二是反复者甚少。

八、单纯性胰腺炎泄热结、和少阳各半

单纯性胰腺炎属中医"结胸""脘痛""痞症"等范畴。临床主要表现为上腹或左上腹疼痛及压痛,有的呈刀割样痛,有的腰部有紧束感,伴有呕吐,大便干燥或不畅,发热,舌苔黄,或黄白干厚,脉弦滑数,或弦细。治以泄热结、和少阳之法。方用大柴胡汤。药有柴胡 15g、黄芩 10g、芍药 15g、法半夏 15g、枳实 15g、大黄 15g、生姜 5g、大枣 5g,疗程 5~7 天。

九、急性胆囊炎泻下加苦寒

急性胆囊炎,为肝胆热毒,腹气闭塞,属热在少阳、阳明。临床主要表现为口苦咽干,胸胁苦满,心下满痛,恶心呕吐,右上腹部疼痛拒按,便秘,溲赤,舌红苔黄,脉沉弦数。治则泄热,双解表里,方亦用大柴胡汤加味。药用柴胡 15g、黄芩 15g、法半夏 10g、赤芍 20g、枳实 15g、生大黄 15g、茵陈 15g。此法不仅对急性胆囊炎效果好,对胆道感染效果亦佳。

十、癃闭清邪热,利小便

西医学中前列腺肥大、尿潴留、急性肾衰竭等均可导致无尿而成癃闭。临床主要表现为小便点滴不通,或点滴灼热,少腹胀痛,大便秘结,口渴不多饮,舌红苔黄而腻,脉滑数。以清热利湿,通利小便之法。治用八正散加减,药用木通 15g、车前子 10g、萹蓄 15g、生大黄 15g、滑石 15g、瞿麦 10g、栀子 15g、凤眼草 20g、灯心草 5g。对其临床主要表现为小便点滴而下,甚或阻塞不通,小腹胀痛,舌紫黯,脉涩者,治当通瘀散结,通利水道,用代抵当丸,药用生大黄 20g、芒硝 10g、当归 15g、生地 25g、穿山甲(现临床已停用,以其他药物代替)15g、桃仁 15g、肉桂 3g。

十一、喘实用泻,证可平,喘可停

喘有虚实之分,其中实者多因邪气犯肺,或痰浊阻肺,肺气失清肃而致喘。临床主要表现可见壮热,喘促,胸闷不得卧,痰多黄稠,便结腹胀,苔黄糙或腻,脉滑数,治当宣泄三焦,泄实通闭,用宣白承气汤加味。药用生石膏 25g、生大黄 15g、杏仁粉 10g、瓜蒌皮 20g、川木通 15g、鱼腥

草 25g。

十二、驱绦虫要彻底,贵在于泄

运用中药驱绦虫具有很好的疗效,安全可靠,被多数医者所采用。绦虫症的临床表现各异,总体上看有上腹部或全腹隐隐作痛,腹胀或腹泻,肛门痒,或可有畏凉风,或觉腹内动形,或能食善饥等,形体消瘦,便有白色节片,苔剥白,脉弦滑。治以攻逐绦虫,调理脾胃,药用南瓜子 250g,去皮,槟榔100g,捣碎,煎汤 200ml;雷丸面 5g;芒硝 15g。先嚼服南瓜子,1 个小时后用槟榔汤冲服雷丸面,半小时后以温水冲服芒硝。当有便意时则坐 37℃左右的温水便盆,如虫体出,待便尽,头节全便出为止,不宜拉拽,如未便出头节,则过 1 个月还可再次驱虫。

十三、患关格,腹急痛,贵在于通

肠梗阻包括在关格证范畴内,多因饮食不节,劳倦过度,寒邪凝滞,热邪郁闭,湿邪中阻,瘀血留滞,燥屎内结,蛔虫聚团等使气机痞塞,通降失调致梗阻。临床主要表现为腹胀痛,甚如绞肠,呕吐,饮食能入,食已即吐,吐有臭味,大便不通,矢气不转,舌红苔黄白而腻,脉沉细。一般非手术疗法,对其实证主要用通里攻下之法,方以大承气汤加味,药用大黄 25g、芒硝15g、枳实 20g、厚朴 15g、莱菔子 15g、桃仁 15g。可达除胀、止痛、止呕、大便得通之效。

十四、眩晕有实证,泻下最灵

眩晕的形成因素较多,但因肝阳上亢兼腑实者并不少见,此属实证,在临床上主要表现为眩晕耳鸣,遇怒头晕痛加剧,面潮红,少寐多梦,大便秘结,腹胀,口苦,苔黄,脉弦。治当泻肝通便潜阳,方用当归龙荟丸。服后便通眩晕则愈。

以上列举了栗德林教授在临床中对部分疾病有显著疗效的下法经验,可以说明下法在临床急症治疗中的重要地位和作用。只要辨证确切,使用适时,便可见其斩关夺门之势,推墙倒壁之功。

当前对下法的病理改变和药理作用等研究颇多,有的认为泻下剂有直接抑菌、抗病毒、增加血流量、改变微循环、降低毛细血管通透性的作用;有的认为清热攻下可清除内毒素,保存有效血容量,改善循环,可抗休克;有的认为攻下药特别是大黄不仅抗病毒,还有其利胆、增强炎症细胞吞噬等作用。总之,随着对急症治疗的研究,下法的研究将进一步深化,会发挥更大作用。

下法是一种攻邪力强的速效祛邪的方法,本法不可久用,当适可而止,然后再以他药调治之以驱尽余邪。

对严重急性呼吸综合征(SARS)
的中医认识

"非典"(严重急性呼吸综合征,SARS)肆虐,中西医治疗颇有成效,要提高治愈率,降低死亡率,还要深入研究,加深认识。

病名:中医无"非典"病,属中医"温疫"范畴,因发于春也可称"春疫",或因病位主要在肺,亦可称"肺疫"。

病因:时疫之邪(毒)。

感邪途径:邪从上受。如温病中"温邪上受,首先犯肺……"之述。

病理机制:时疫温邪,上受犯肺,肺热壅盛,疫邪多夹秽浊而易见夹湿之象。因疫邪猖獗,故始见卫气同病。病程中因个体差异,湿浊有从热从寒之势,而见湿重于热,湿热并重或热重于湿之证。病进可发展为气营两燔之证。湿浊属阴邪,黏腻重滞,病程长,热邪稽留,缠绵难解,余邪难净。

辨证重点:为气分证。气分证是湿热疫邪致病病程中的关键时期,它是正盛邪实阶段,是正气旺盛奋力抵抗祛邪外出的最佳时期,只要顿挫邪热的鸱张(即清气),则可使病情迅速好转。此时相关组织正处于充血、水肿、部分变性的病理时期,应该逐渐达到量变积累的高峰,如错过时机组织出现坏死,即入营到血,治疗就增加了十足的难度。本病本期主要累及肺与脾胃等主要脏腑。

治疗方法:当遵"在卫汗之可也;到气方可清气;入营犹可透营转气……"和"上焦如羽,非轻不举;中焦如衡,非平不安;下焦如权,非重不沉"的治疗原则和用药之法。

处方用药:根据肺疫(SARS)发病特点及临床表现,治疗主要分三个阶段,采取不同的方药。

（一）"非典"初期：即呈现卫气同病诸症，壮热不扬，轻度恶寒，午后较重，头胀沉重痛，身体重着紧而酸痛，咳嗽，胸闷气短，脘痞纳少，时欲呕恶，舌偏红，苔黄白而腻，脉濡数。采用芳香辛散，清热化湿之法。处方为：

杏仁 15g	生薏苡仁 20g	白豆蔻仁 20g	竹叶 10g
厚朴 10g	滑石粉^包20g	通草 10g	法半夏 15g
藿香 10g	生石膏 20g	黄芩 15g	连翘 15g

水煎服，日 1 剂分 3 次服。

（二）"非典"中期：即呈现气营两燔之症。高热汗出不解，口渴饮不多，脘痞呕恶，心中烦闷，气急咳嗽，或痰中带血，便溏不爽，小便短赤，舌红偏绛，苔黄滑腻，脉滑数。采用辛开苦降，气营两燔之法，处方为：

黄连 10g	石菖蒲 15g	厚朴 15g	知母 15g
淡豆豉 20g	炒栀子 18g	黄芩 15g	玄参 20g
生石膏 20g	法半夏 15g	生地 20g	麦冬 20g
羚羊角^{先煎}10g			

水煎服，日 1 剂分 3 次服。

（三）"非典"末期：即进入恢复期，其临床表现：身热已退，脘中微闷，知饥不食，身倦乏力，苔薄腻，脉弱。采用轻清芳化祛余邪，益气养阴之法。处方为：

藿香叶 15g	薄荷叶 10g	枇杷叶 10g	西洋参 5g
佩兰叶 15g	鲜荷叶 15g	冬瓜仁 15g	芦根 20g

水煎服，日 1 剂分 3 次服。

以上是作为一般的治疗。对于特殊患者，还要发挥中医辨证施治的优势。不辨证，凑方治病不可取。当前冠状病毒变异为研制特效药物带来极大困难。但中药的辨证用药的针对性，将会以变应变，而获得良好疗效。

在环境消毒方面，自古以来就有熏法除秽疫毒邪，如太乙流金散等。雄黄制成一定剂型进行熏法应对病毒有效，可作现代相应消毒剂补充。

对艾滋病的一点认识

艾滋病患者症状无特异性，表现多种多样。临床常见有感觉不适、疲倦、发热、体重下降，相继可见皮肤出现红色或红色斑块，但并不痛苦；视力恶化；淋巴结、脾脏肿大；口干喉痛，口腔出现白色豆腐渣样物质；便稀腹泻，干咳及呼吸困难；关节、肌肉疼痛；持续头痛，记忆力减退；神经迷乱，走路不稳；盗汗，体重骤减，性欲丧失等。可见艾滋病主要体现为邪少虚多，而且为脾肾虚，脾虚以气虚为主，肾虚则为阴阳俱虚。因此，中医认为艾滋病属虚证范畴，故扶正祛邪作为治疗本病总则，目的在于一方面扶正气使之有利祛邪，一方面直接祛邪外出，从而达到人体疾病康复。在此原则指导下拟定了用滋阴、助阳、补气法以扶正，用清热解毒法以祛邪的治疗方针。

中医学认为，"肾为先天之本""五脏之伤，穷必及肾"，它高度总结了经典医籍与历代医家关于补肾法的学术思想，对某些疾病的病机转归作了认真研究从而得出带有普遍意义的这一治疗法则。相关研究对肾本质进行了大量研究工作，认为中医的肾很大程度上是指下丘脑 - 垂体 - 肾上腺系统和下丘脑 - 垂体 - 性腺系统，与内分泌、免疫系统有密切关系。许多研究资料也证明补肾药物多有提高和调节免疫功能的作用。曾以淫羊藿、巴戟天、锁阳、人参、鹿茸、菟丝子、龟板、熟地、枸杞、黄精等进行了免疫学研究，实验证明，补肾药能够提高小鼠耐缺氧、抗疲劳能力，具有提高免疫低下小鼠细胞免疫和纠正免疫紊乱的功能，可使用抗小鼠淋巴细胞血清所致免疫低下小鼠增高的血清 IgG 恢复正常水平。临床应用也证明，补肾药具有纠正脑血管病患者免疫紊乱的作用，能提高淋巴细胞转化率。

中医还认为，脾为后天之本，四肢百骸皆赖脾运化水谷而养。脾虚而百病始生，用四君子汤治疗脾虚患者获良好效果。研究证明人参有促进造血细胞 DNA 合成，加快细胞成熟的作用，并有加强高级神经系统活动能力的作用，具有提高机体免疫功能作用；茯苓有免疫佐剂的作用，亦作用于网状内皮系统；甘草既有增强机体免疫作用，又能抗过敏；白术对网状内皮系统也有促进作用，四君子汤在免疫的防御、自稳和免疫监视方面，具有一定的作用。

根据中医理论和我们以往的工作,栗德林教授拟定以滋阴助阳及四君子汤为基础和清热解毒之大青叶、板蓝根、双花、连翘、百部组成抗艾滋病处方:

淫羊藿 50g	人参 5g	鹿茸 2g	巴戟天 10g
黄精 20g	枸杞子 30g	龟板 10g	生黄芪 30g
熟地 30g	大青叶 50g	板蓝根 30g	金银花 25g
连翘 15g	百部 10g	炒白术 15g	茯苓 20g
甘草 15g			

水煎服,1 日 1 剂,煮取 300ml,早晚分服。

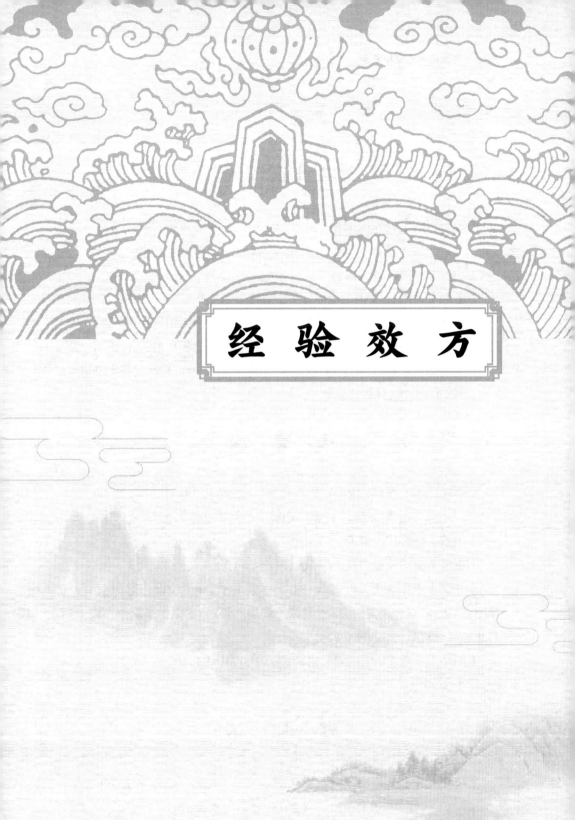

经 验 效 方

双补止泻汤

【药物组成】补骨脂 15g　　肉豆蔻 15g　　党参 20g　　茯苓 15g

　　　　　　炒白术 20g　　炒薏苡仁 25g　　山药 15g

【功效】健脾补肾止泻。

【主治】肾泻（过敏性结肠炎，慢性结肠炎等）。

【方义】方中补骨脂补肾壮阳，温脾止泻；党参、白术、山药补脾益肾；茯苓、薏苡仁健脾利湿；肉豆蔻温中行气、涩肠止泻。共奏健脾利湿、益肾止泻之功。

【用法】水煎服，1 日 1 剂，以上诸药共煎汤剂 300ml，每次服 150ml，日 2 次，早饭前，晚饭后（临睡前）。

双　香　汤

【药物组成】香薷 15g　　藿香 15g　　金银花 30g　　连翘 25g

　　　　　　厚朴 10g　　佩兰 20g　　大豆黄卷 15g　　六一散^冲10g

【功效】祛暑化湿解表。

【主治】暑时流感（胃肠型流感）。

【方义】方中香薷发汗解表、和中化湿；藿香、佩兰化湿止呕；川朴行气燥湿；金银花、连翘清热解毒；豆卷辛凉解表除烦；六一散清暑利湿。以上诸药共奏清暑利湿、和中止呕止泻之功。

【用法】水煎服，1 日 1 剂，诸药煎为 300ml，每次 100ml，冲服 3.3g 六一散，日 3 次。

解　郁　汤

【药物组成】柴胡 15g　　白芍 15g　　香附 15g　　枳壳 20g

　　　　　　陈皮 15g　　郁金 15g　　木香 10g

【功效】疏肝行气、活血止痛。

【主治】肝气郁结、胁肋疼痛、胸闷心烦等症（更年期综合征）。

【方义】方中用柴胡、白芍、香附、枳壳、陈皮仿柴胡疏肝散之义；郁金、木香取颠倒木金散之功。二者合用疏肝行气活血止痛效果尤佳。

【用法】水煎服，1 日 1 剂，早晚分服。

逐　石　汤

【药物组成】木通 15g　　车前子^包15g　　萹蓄 15g　　大黄 15g
　　　　　　滑石^包20g　　甘草 10g　　瞿麦 15g　　栀子 15g
　　　　　　海金沙 25g　　金钱草 50g　　丹参 20g　　灯心草 5g
　　　　　　鸡内金 15g　　延胡索 12g

【功效】清热利湿通淋。

【主治】石淋（膀胱结石、尿路结石、肾结石等）。

【方义】本方用药配伍体现攻、化、活、滑四个字。所谓攻，即是采取清热利湿、荡涤走下的药物以逐石由尿道排出，如大黄、栀子、瞿麦等。所谓化，就是使结石趋于变软变小，去其棱角，如海金沙、金钱草等。所谓活，即活血化瘀，开凿通道以利结石外出，如用丹参。所谓滑，即使其通道滑利，如用滑石即是此意。四类药协同，则结石才易排出。

【用法】水煎服，1 日 1 剂，以上诸药共煎 450ml，每次服 150ml，日 3 次，多饮水和多活动。

定　痫　汤

【药物组成】陈皮 3g　　姜半夏 3g　　珍珠母 5g　　蜈蚣 1 条
　　　　　　茯神 5g　　天竺黄 3g　　龙齿 5g　　大黄 2g
　　　　　　黄连 3g　　僵蚕 3g

【功效】镇惊安神定痫。

【主治】小儿痫证。

【方义】方中陈皮、姜半夏燥湿化痰；天竺黄清热化痰，平肝潜阳；僵蚕、蜈蚣息风止痉；茯神、龙齿安神；大黄、黄连清热；上药共奏清热祛痰、平肝息风止痉之功。

【用法】水煎服，1日1剂，早晚分服。

治急性黄疸性肝炎方

【药物组成】茵陈 25g　　栀子 10g　　板蓝根 30g　　枯矾 3g

【功效】利湿解毒退黄。

【主治】急性黄疸性肝炎。

【方义】方中茵陈、栀子清热利湿退黄，板蓝根凉血解毒，且有抗病毒之效，枯矾燥湿解毒，有很强的抗菌作用，该方药味虽少，其实融合了茵陈蒿汤、栀子柏皮汤、硝石矾石散诸退黄方之义，退黄之效显著。

【用法】水煎服，1日1剂，早晚分服。

慢性乙型肝炎的病毒携带者方

【药物组成】白花蛇舌草 15~30g　夏枯草 12~16g　甘草 6~12g
　　　　　　板蓝根 10~15g　　山豆根 6g　　　白茅根 15~30g
　　　　　　白芍 10~20g　　　五味子 5~10g　　丹参 10~20g
　　　　　　水飞蓟 10~20g　　土茯苓 15~25g　女贞子 10~20g

【功效】凉血解毒，养血柔肝。

【主治】慢性乙型肝炎的病毒携带者。

【方义】方中既有凉血解毒之品，又有养血柔肝之效，对肝之体用兼顾，其中五味子、水飞蓟等均有抗乙肝病毒的确切药理研究。

【用法】水煎服，1日1剂，早晚分服。也可打极细末装0号胶囊，每次2~4粒，日3次。

肝　癌　方

【药物组成】鳖甲 20g　　穿山甲 15g　　夏枯草 20g　　海藻 15g

昆布 15g	青蒿 20g	白花蛇舌草 25g	半枝莲 20g
金钱草 20g	延胡索 20g	干蟾皮 5g	焦三仙各15g
全蝎 5g	生牡蛎 30g	藤梨根 20g	

【功效】软坚散结，破癥消积。

【主治】慢性乙型肝炎病毒携带者。

【方义】方中以鳖甲、夏枯草、海藻、昆布、牡蛎软坚散结，青蒿、白花蛇舌草、半枝莲、金钱草、藤梨根清热利湿解毒，穿山甲、延胡索、全蝎、蟾皮攻毒破癥消积，焦三仙顾护脾胃。穿山甲现已停用，可以王不留行 20g、莪术 15g、土鳖虫 10g 代替。

【用法】水煎服，1 日 1 剂，早晚分服。

二龙蠲痹汤

【药物组成】穿山龙 20g	地龙 15g	生龙骨 15g	生牡蛎 15g
秦艽 15g	桂枝 10g	威灵仙 15g	苍术 15g
羌活 15g	人参 10g	防风 10g	乌梢蛇 15g
泽泻 15g	牛膝 10g	细辛 3g	青风藤 15g

【功效】滋补脾肾，散寒除湿。

【主治】寒湿痹痛。

【方义】方中穿山龙、地龙为栗德林教授惯用对药，穿山龙滋补肝肾，顾名思义，穿山而能通，地龙善打洞，活血养血，通络解痉，二药动静结合，合称二龙，配合散寒化湿通络诸药，加人参培补元气，龙牡以收敛肾气。

【用法】水煎服，1 日 1 剂，早晚分服。

治类风湿关节炎方

【药物组成】桃仁 20g	红花 10g	当归 15g	雷公藤 5g
威灵仙 20g	地龙 15g	土鳖虫 10g	白芥子 15g
全蝎 5g	乌梢蛇 20g	干晒参 15g	薏苡仁 30g

【功效】活血化瘀，散结除湿。

【主治】痰凝血瘀，流注关节，适用于类风湿关节炎新病者。

【方义】方中活血破瘀除桃仁、红花、当归外，多用动物类药，走窜之力较植物药更大，白芥子、薏苡仁散结除痰湿，雷公藤有毒，但祛风湿通络之效无可替代，注意监测肝肾功能，避免长期使用即可。

【用法】水煎服，1日1剂，早晚分服。或共研细面，装0号胶囊，每次4~6粒，日3次。方中含雷公藤，肝肾功能不全者慎用。

治类风湿关节炎日久，关节痛甚变形方

【药物组成】生熟地^各15g　　当归 10g　　　鸡血藤 20g　　仙灵脾 10g

鹿衔草 10g　　肉苁蓉 10g　　乌梢蛇 10g　　炙全蝎 2g

炙蜈蚣 20g　　炙蜂房 10g　　炙僵蚕 10g　　蜣螂虫 8g

地龙 10g　　　土鳖虫 10g　　老鹳草 12g　　徐长卿 12g

苍耳子 12g　　寻骨风 12g　　虎杖 12g　　　甘草 3g

炙乌头 3g　　　雷公藤 5g

【功效】滋补肝肾，活血散结。

【主治】肝肾亏虚，痰瘀互结，适用于类风湿关节炎日久，关节痛甚变形者。

【方义】该方在新病方基础上加入补肝肾及更多强筋骨、祛风湿药物，如老鹳草、寻骨风、徐长卿、鹿衔草等，乌头、雷公藤等有毒，注意监测肝肾功能，避免长期使用。

【用法】以上药共为细末为丸(蜜丸)，9g重，每次1丸，日3次服。

痛　风　方

【药物组成】苍术 15g　　黄柏 20g　　　薏苡仁 10g　　牛膝 10g

木瓜 10g　　　知母 10g　　　当归 15g　　　萆薢 15g

蚕沙 15g　　　川木通 10g　　丝瓜络 15g　　防己 10g

桂枝 10g　　　乳香 10g　　　没药 10g　　　牛膝 20g

延胡索 10g　　天麻 10g　　　甘草 10g　　　青黛 10g

杜仲 10g　　　白附子 10g　　龟板 10g　　　金雀根 20g

【功效】清利湿热,活血止痛。

【主治】湿热下注、瘀热凝结引起的痛风关节红肿热痛。

【方义】该方为四妙丸合当归拈痛汤加减,配以清热活血通络药物而成。白附子非附子,属南星类,祛痰湿颇妙。金雀根为栗德林教授喜用之除风湿药,源于豆科植物锦鸡,辛、苦、平,归肺、脾经,清肺益脾,活血通脉,主治虚损劳热、咳嗽,妇女白带、血崩,关节痛风,跌打损伤,对关节肿胀效佳,同时具有一定的降压作用。

【用法】以上药共为细面,炼蜜为丸 9g 重,每次服 1 丸,日 3 次。

治 阳 痿 方

【药物组成】枸杞子 15g　　菟丝子 15g　　覆盆子 15g　　五味子 15g

　　　　　　车前子 15g　　韭菜子 15g　　熟地黄 20g　　仙茅 10g

　　　　　　巴戟天 10g　　仙灵脾 15g　　鹿角胶 10g　　刺猬皮 10g

　　　　　　山萸肉 15g　　肉苁蓉 15g　　蛇床子 10g　　生晒参 10g

【功效】温补肾阳,固精收涩。

【主治】肾阳亏虚、肾精不足引起的阳痿。

【方义】该方为五子衍宗丸合右归、二仙、秃鸡散等加减而成。伴早泄者可加金锁固精丸。

【用法】可将上药共为细面,炼蜜为丸 9g 重,每次 1 丸,日 3 次。

治尿崩症方

【药物组成】生晒参 15g　　黄芪 30g　　　玄参 20g　　　麦冬 20g

　　　　　　生石膏 20g　　知母 10g　　　山药 25g　　　甘草 10g

　　　　　　白芷 10g　　　羌活 15g　　　桑螵蛸 20g　　桑椹 20g

　　　　　　地龙 15g　　　川芎 10g　　　桃仁 15g　　　红花 10g

　　　　　　生龙牡^各 15g　葛根 30g

【功效】益气养阴,补肾活血。

【主治】气阴两虚、肾虚血瘀引起的尿崩症。

【方义】该方以参芪补气,玄参、麦冬育阴,石膏、知母清阳明热,葛根升津发散,辅以补肾活血、固精缩尿之品。

【用法】水煎服,1日1剂,早晚分服。

排脓理肺汤

【药物组成】苇茎 30g　　薏苡仁 20g　　冬瓜子 15g　　桃仁 15g
鱼腥草 20g　　桔梗 20g　　败酱草 15g　　白及 10g
土茯苓 15g　　蒲公英 20g

【功效】清热化瘀排脓。

【主治】痰瘀互结之肺脓疡。

【方义】该方以千金苇茎汤和薏苡败酱散为主,排脓之效显著。

【用法】水煎服,1日1剂,早晚分服。

减　肥　方

【药物组成】姜半夏 10g　　陈皮 15g　　茯苓 20g　　炒苍术 15g
炒薏苡仁 25g　大腹皮 15g　海藻 20g　　昆布 20g
炙鳖甲 15g

【功效】健脾燥湿,理气化痰。

【主治】脾虚痰湿之肥胖。

【方义】该方在健脾燥湿基础上加软坚散结之品,加强化痰湿之力,以痰湿为主者为宜。

【用法】水煎服,1日1剂,早晚分服。也可打粉做水丸,早晚各 6~9g。

脂　肪　清　方

【药物组成】柴胡 12g　　泽泻 20g　　荷叶 10g　　丹参 12g
决明子 30g　姜黄 10g　　炙首乌 5g　　生山楂 15g
白蔹 20g　　五味子 10g

【功效】清脂排浊。

【主治】痰浊内蕴之高脂血症及脂肪肝、"将军肚"。

【方义】该方化湿化瘀,升清降浊,对脂肪肝、代谢综合征等脂肪堆积引起的疾病效佳。

【用法】水煎服,1日1剂,早晚分服。也可打粉做水丸,早晚各6~9g。

肺纤维化方

【药物组成】黄芪 30g　　生晒参 10g　　沙参 20g　　丹参 15g

当归 15g　　川芎 10g　　金银花 15g　　川贝 12g

甘草 10g　　炒白术 15g　　生姜 5g　　皂荚 10g

【功效】益气养阴活血,清热化痰。

【主治】气阴两虚、痰瘀互结引起的肺纤维化。

【方义】该方紧扣纤维化成因,气阴双补,养血活血,清热化痰。

【用法】水煎服,1日1剂,早晚分服。

结 节 病 方

【药物组成】白芥子 10~18g　　姜半夏 10~15g　　生姜 6g　　海藻 15g

昆布 15g　　生牡蛎 30g　　紫背天葵 15g　　夏枯草 20g

炙僵蚕 15g　　黄药子 10g　　松萝 15g　　土鳖虫 10g

蜀羊泉 12g　　枯矾 6g　　大血藤 20g　　猫爪草 20g

【功效】软坚散结,破瘀消癥。

【主治】痰湿流注、痰瘀互结引起的淋巴结节、甲状腺结节等结节病。

【方义】该方从痰核论治,化痰软坚为主。方中蜀羊泉、黄药子有小毒,肝肾功能不全者慎用,不能长期久服。

【用法】水煎服,1日1剂,早晚分服。也可共为细面,装0号胶囊,每次4粒,日3次服。

白 塞 病 方

【药物组成】知母 10g　　炒黄柏 10g　　当归 15g　　生地 10g

白芍 15g　　川芎 10g　　生甘草 10g　　菊花 12g

土茯苓 15g　　黄连 10g　　黄芩 10g　　滑石 10g

川木通 10g　　芦根 20g　　大血藤 20g　　生薏苡仁 20g

【功效】滋阴养血,清热利湿。

【主治】阴血耗伤,湿热夹瘀引起的白塞病。

【方义】该方针对白塞病既有阴虚血亏又有湿热夹瘀的复杂特点,养血润燥与清热利湿同用,除个别虚寒及寒湿者外,大多可获效。

【用法】水煎服,1 日 1 剂,早晚分服。

肠 炎 宁 方

【药物组成】黄芪 30g　　党参 20g　　茯苓 15g　　柴胡 12g

防风 10g　　黄连 15g　　木香 10g　　白花蛇舌草 20g

地榆 15g　　莪术 10g　　儿茶 3g　　石榴皮 8g

甘草 15g

【功效】补益中气,凉血解毒。

【主治】中气不足,血热瘀毒引起的溃疡性结肠炎脓血便。

【方义】该方针对溃疡性结肠炎之虚实夹杂特点攻补兼施,既有补中益气之义,又融合香连丸与凉血化瘀药物,佐收涩之品。

【用法】水煎服,1 日 1 剂,早晚分服。

治 霉 菌 方

【药物组成】黄连 15g　　大叶桉 20g　　马兰根 20g　　金银花 15g

蒲公英 20g　　土茯苓 25g　　五倍子 5g　　白芥子 10g

蛇床子 10g

【**功效**】清热解毒,祛湿杀虫。

【**主治**】湿热浸淫引起的湿疮、真菌性阴道炎、脚气等霉菌感染疾病。

【**方义**】该方清热解毒,祛湿杀虫止痒,大叶桉为桃金娘科植物,苦辛、平,清热解毒,杀虫收敛,可治感冒、急性肠炎、痢疾、肾盂肾炎、丹毒、痈肿、烫伤、创伤感染、下肢溃疡、化脓性角膜炎、萎缩性鼻炎等,据药理研究,有很好的抗菌作用。马兰根辛、苦、寒,清热解毒,散瘀止血,消积。用于感冒发烧,咳嗽,急性咽炎,扁桃体炎,流行性腮腺炎,传染性肝炎,胃、十二指肠溃疡,小儿疳积,肠炎,痢疾,吐血,崩漏,月经不调等;外用治疮疖肿痛、乳腺炎、外伤出血。《本草正义》:"马兰,最解热毒,能专入血分,止血凉血,尤其特长。凡温热之邪,深入营分,及痈疡血热,腐溃等证,允为专药。内服外敷,其用甚广,亦清热解毒之要品也。"

【**用法**】水煎服,1 日 1 剂,早晚分服。亦可外洗。